40歳から気をつけたい

「眼の成人病」

白内障　緑内障　糖尿病網膜症は
早期発見・早期治療で必ず改善できる

坂西眼科医院院長
坂西良彦

現代書林

多焦点眼内レンズと焦点深度拡張型眼内レンズで見た場合の見え方（夜間、車を運転している場合）

本文46・47ページ

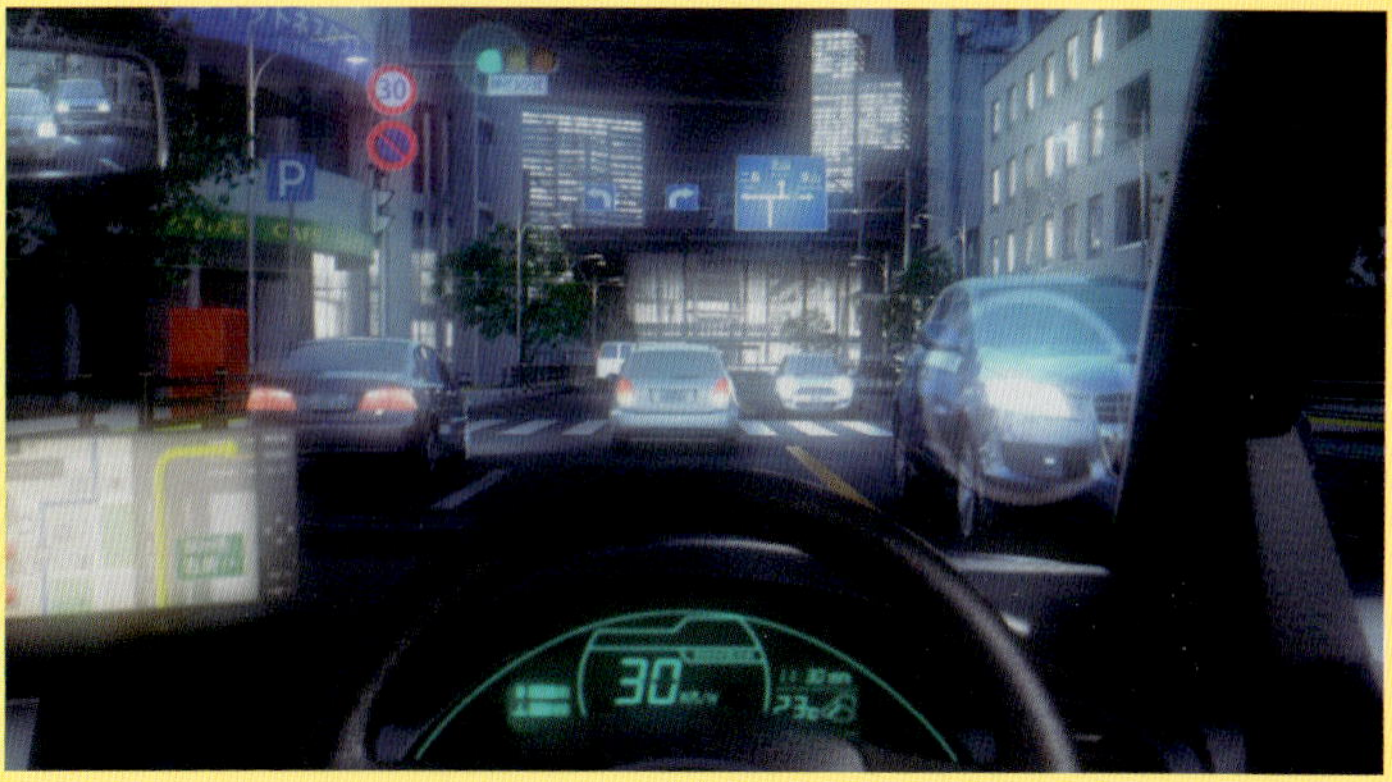

●従来の多焦点眼内レンズ

単焦点眼内レンズに比べ、ピントの合う範囲は増すが、くっきり感が若干乏しく、夜間の対向車のライトがまぶしくなるハローグレアが起こりやすい

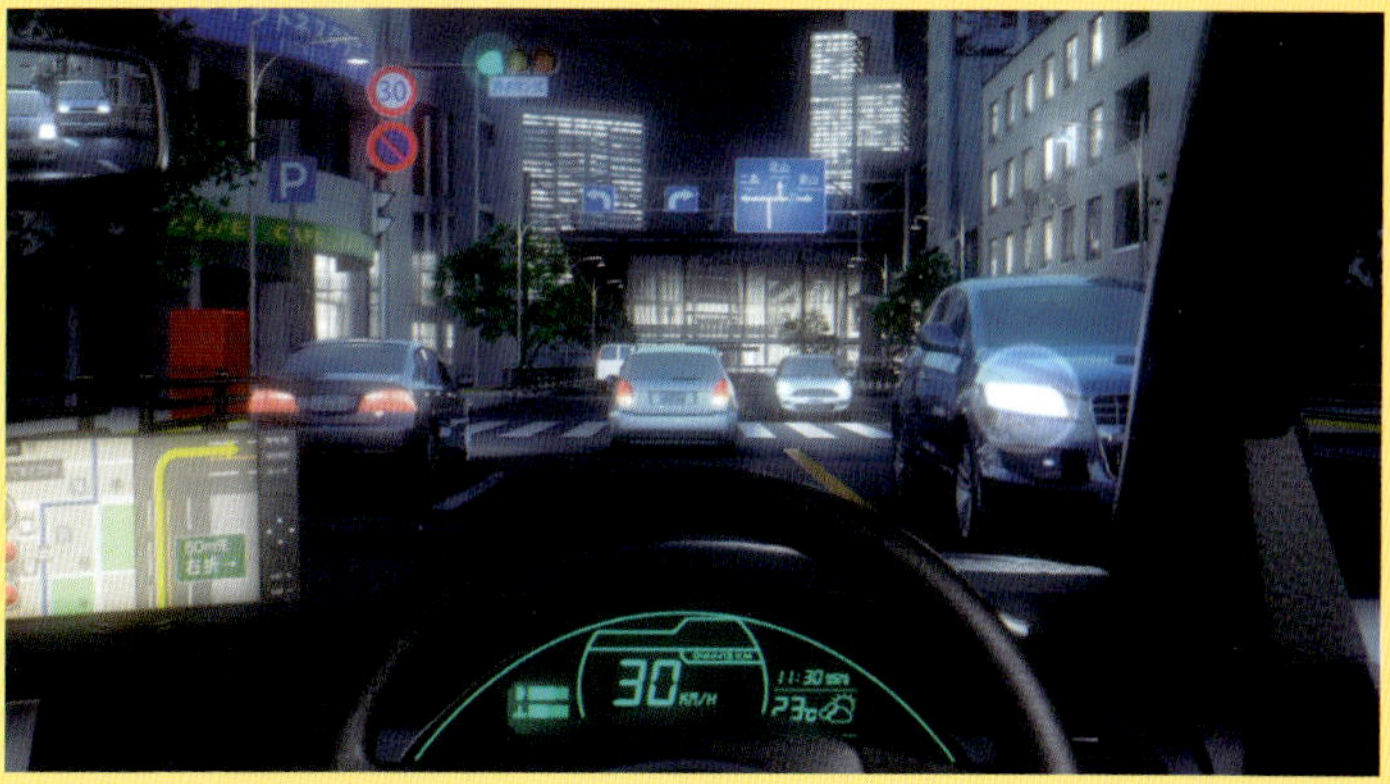

●焦点深度拡張型眼内レンズ

最近実用化されたもので、新しい技術でピントの合う幅を拡張、コントラストの低下も少なくしてくっきり感を出し、ハローグレアも軽減されている

（出典：I Vision Simulator）

白内障手術装置と手術の手順

●手術装置

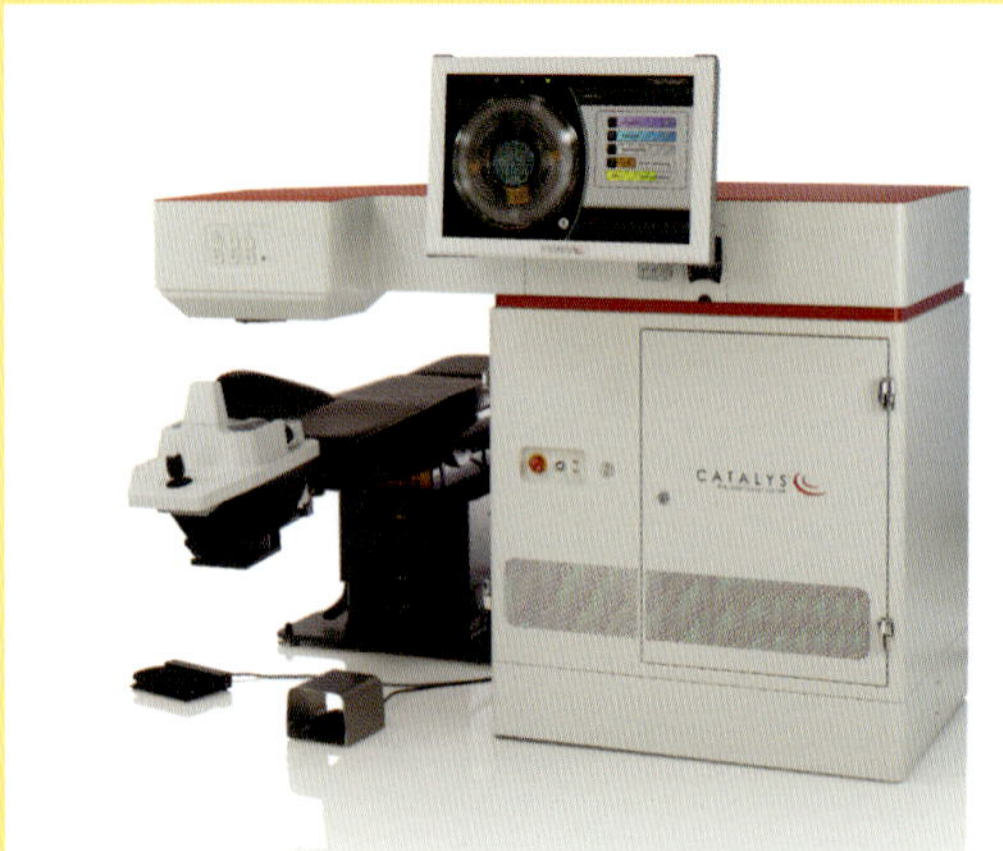

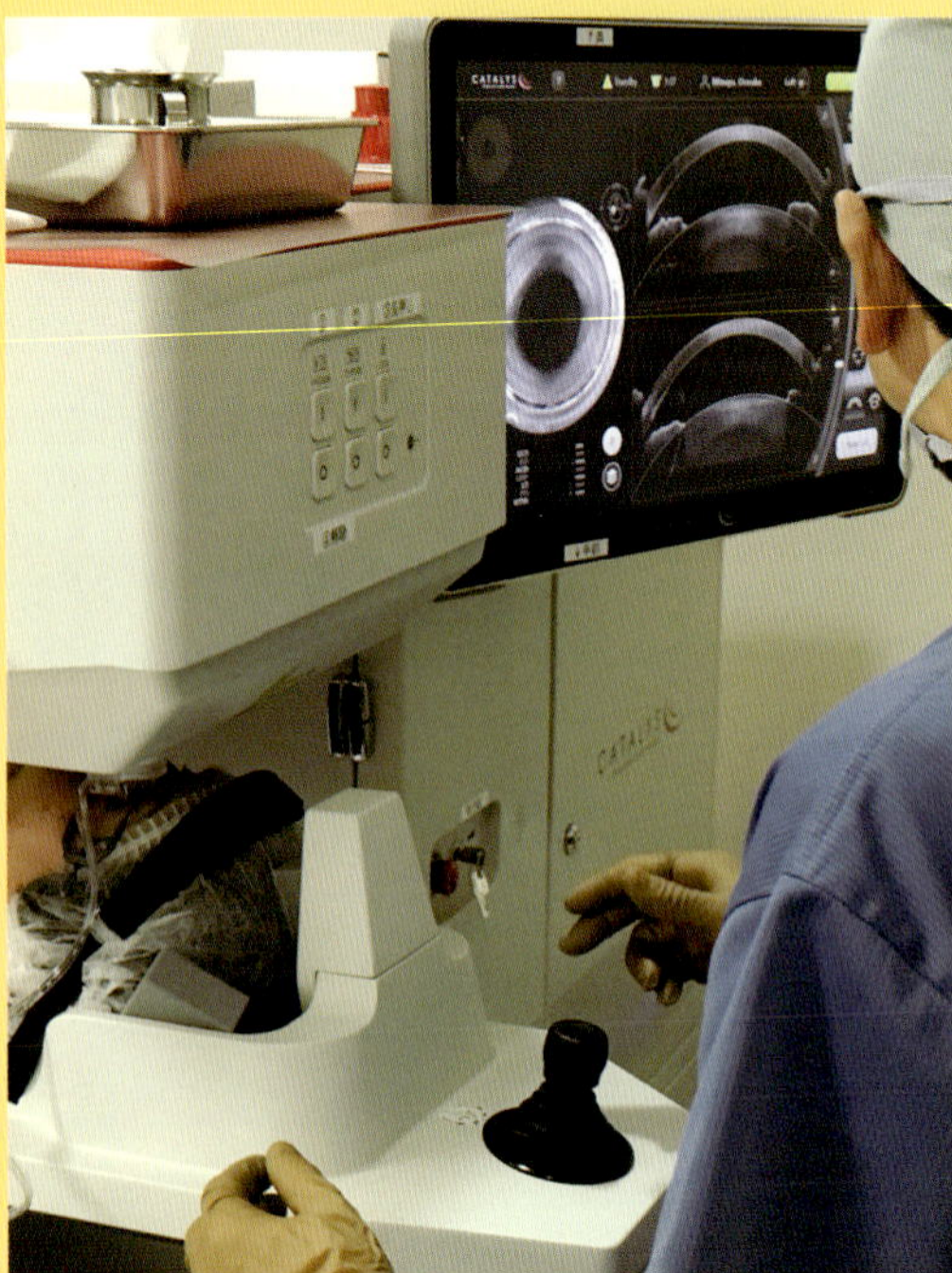

手術中の写真

本文50ページ

フェムトセカンドレーザーを用いた

●手術の手順

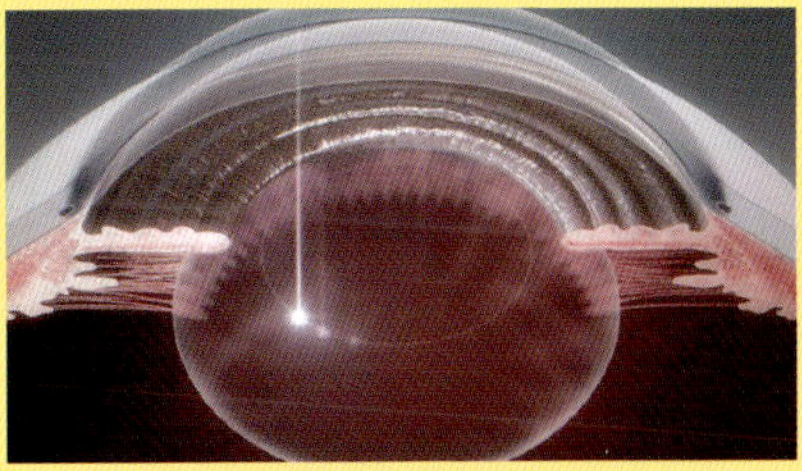

①レーザーで前嚢に正円の孔を開ける

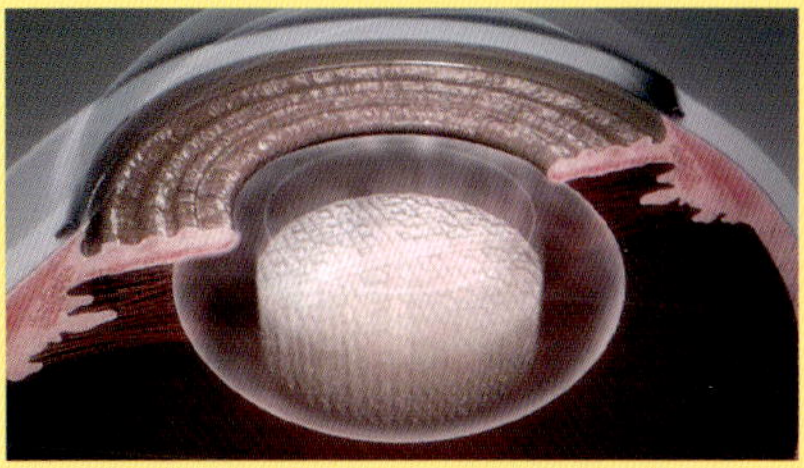

②レーザーで水晶体を破砕する

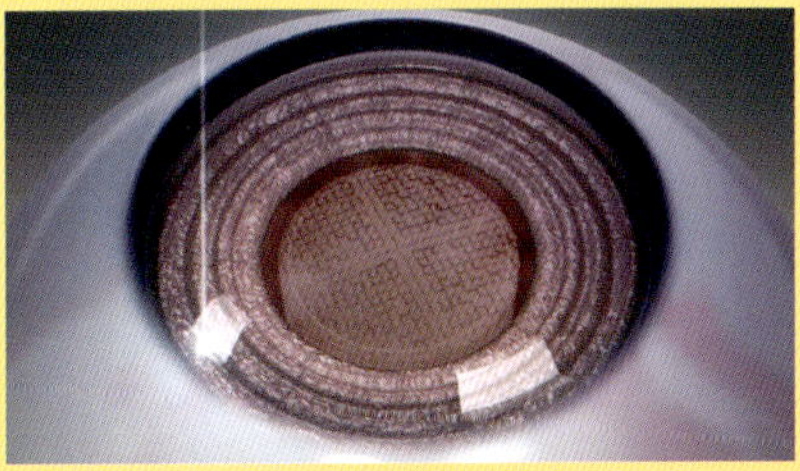

③レーザーで角膜を切開する

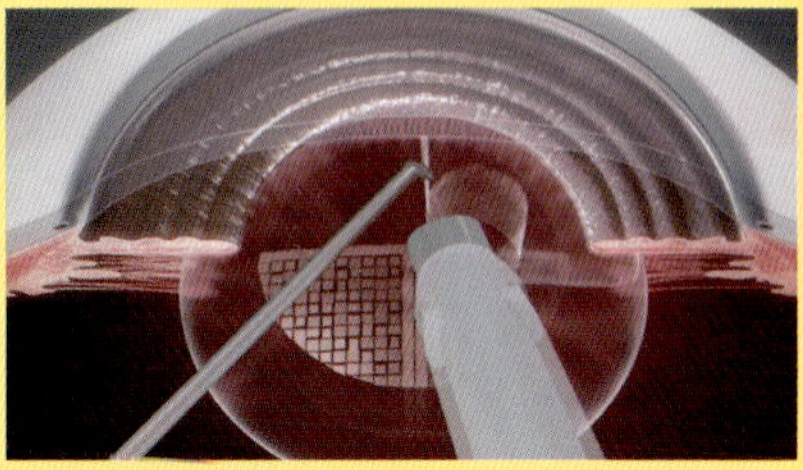

④レーザーで処理された水晶体を、超音波で吸引する

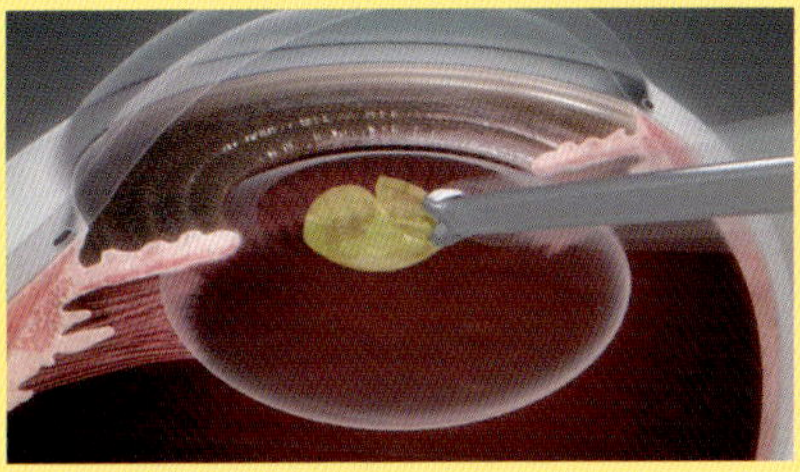

⑤水晶体皮質を吸引する

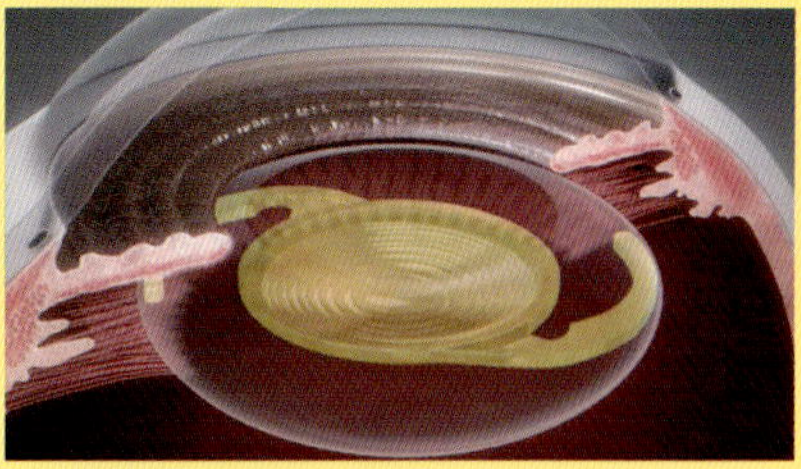

⑥眼内レンズを挿入する

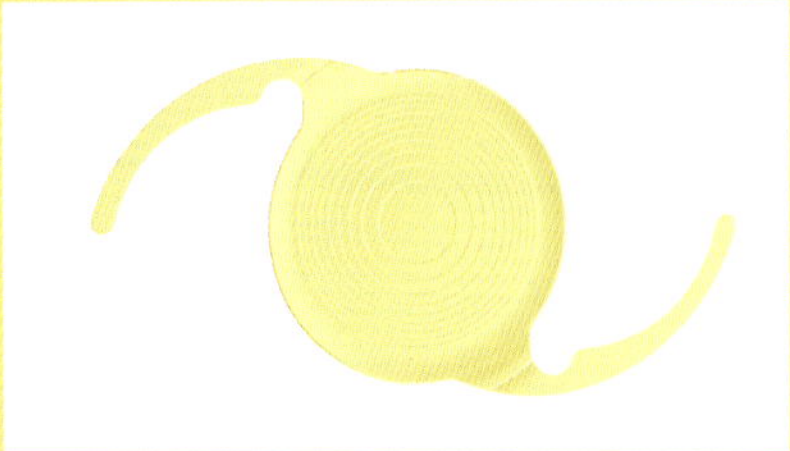

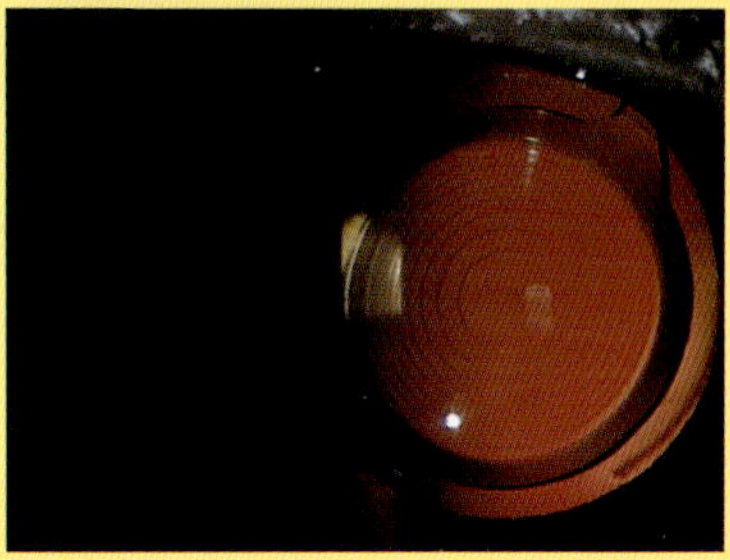

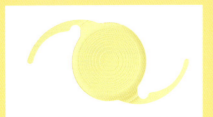

焦点深度拡張型眼内レンズ（左）と挿入後の写真（右）

原発開放隅角緑内障と
原発閉塞隅角緑内障の隅角（前眼部OCT）

本文76・78ページ

●原発開放隅角緑内障の場合

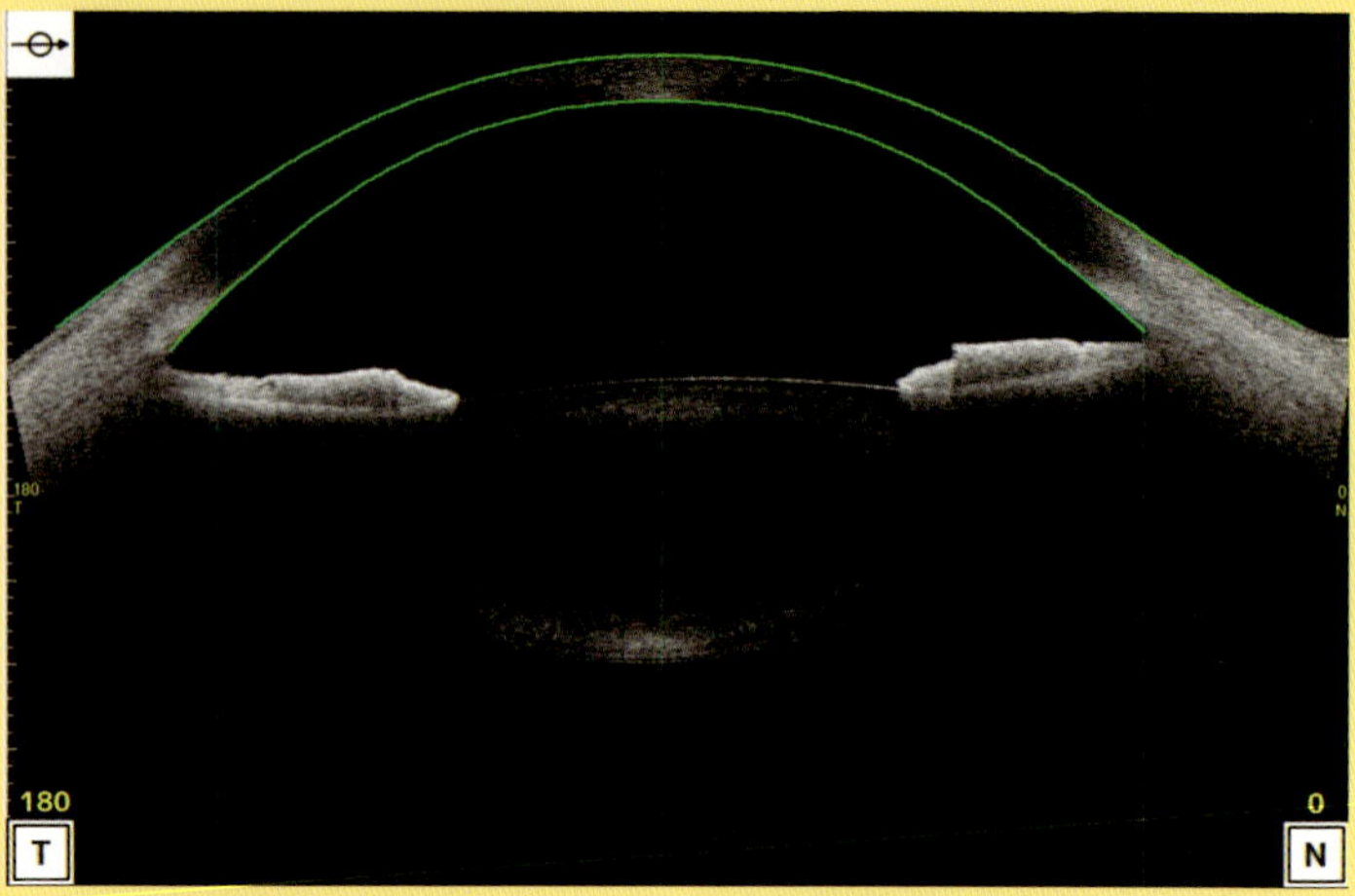

●原発閉塞隅角緑内障の場合

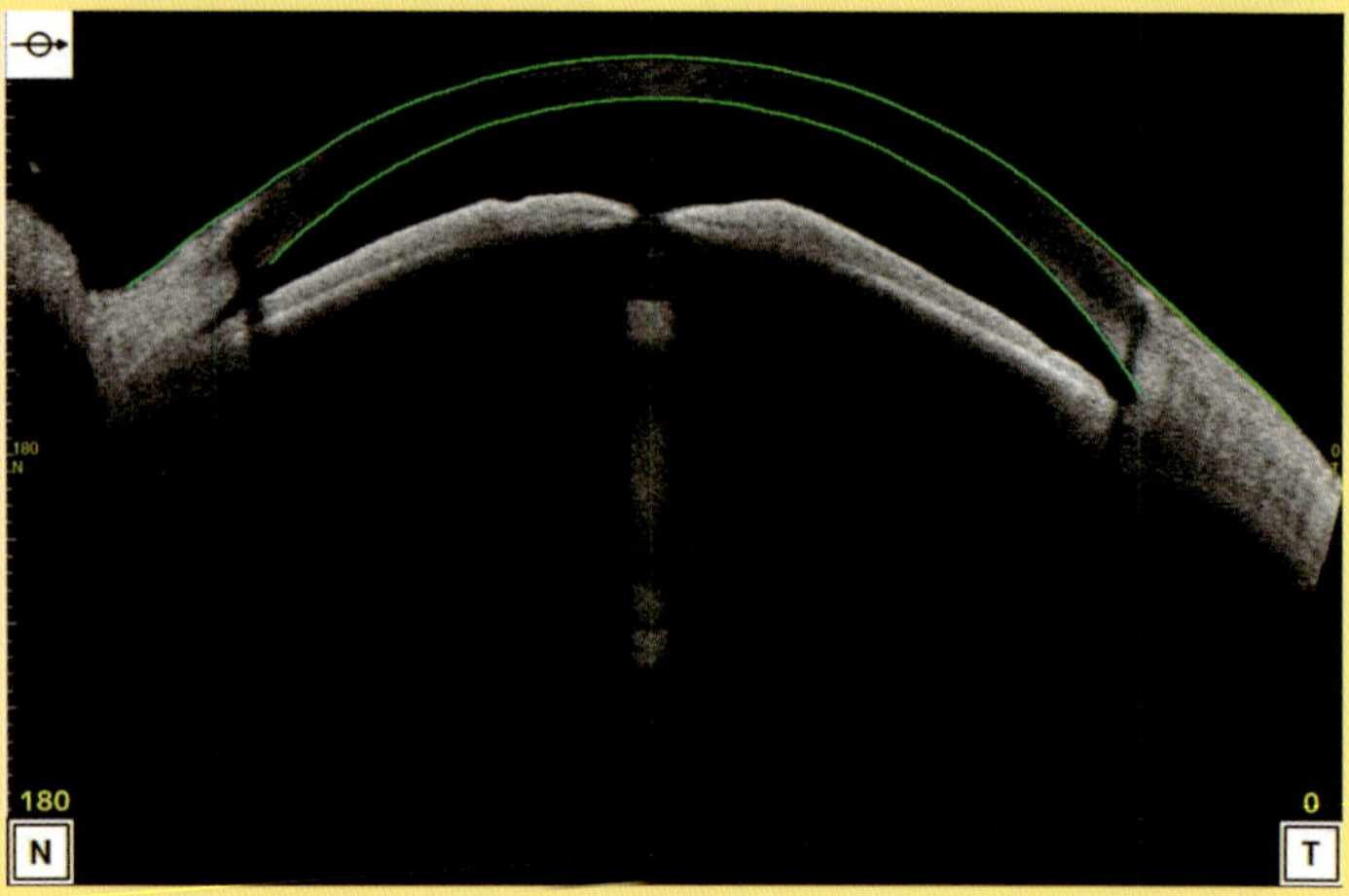

視神経乳頭の状態を立体的にとらえ、コンピュータ解析をした緑内障検査の結果（乳頭OCT）

本文88ページ

黄斑網膜厚

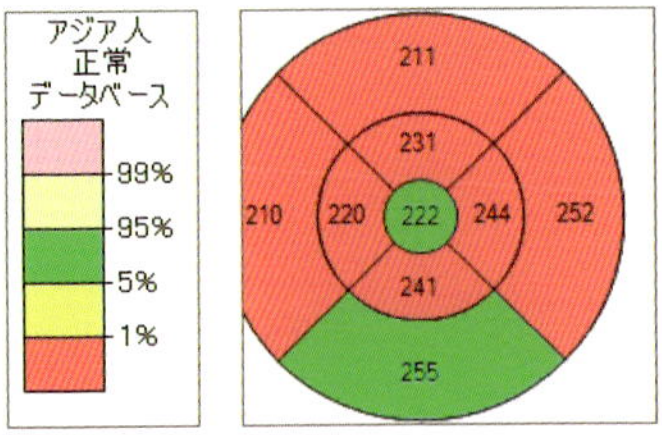

GCL + IPL 厚

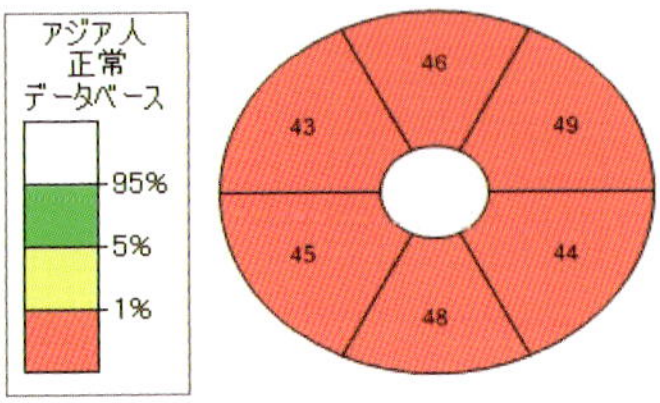

平均 GCL + IPL 厚	46
最小 GCL + IPL 厚	41

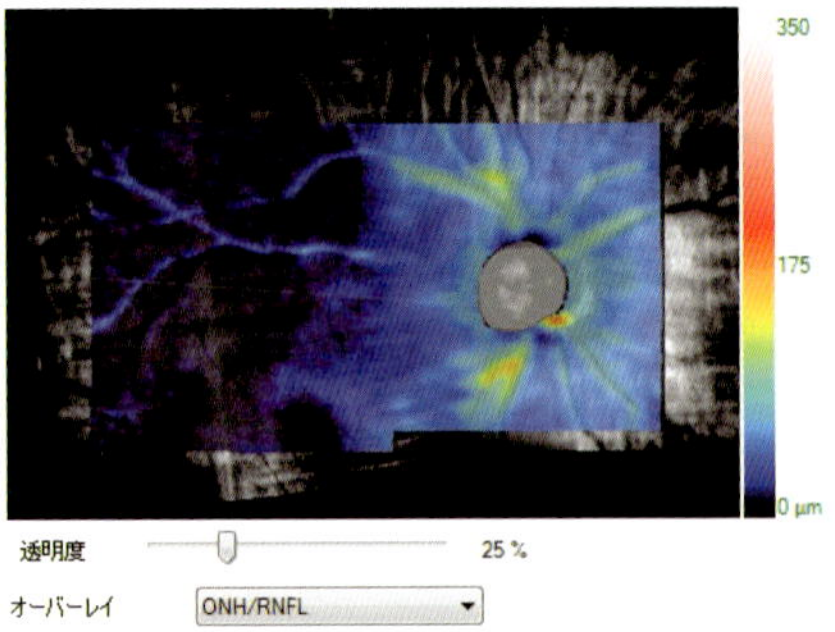

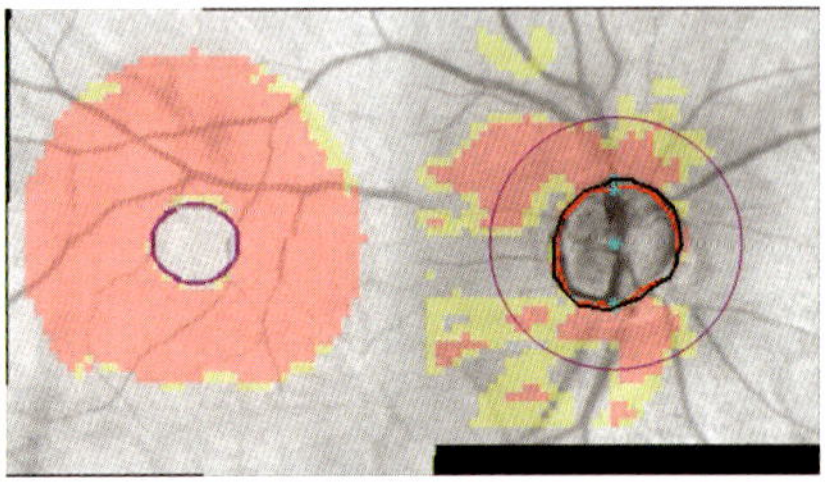

GCAとRNFLデビエーションマップを結合

視神経乳頭面積	2.39 mm²
リム面積	0.30 mm²
平均 C/D 比	0.95
垂直 C/D 比	0.92
カップ体積	1.259 mm³
平均 RNFL 厚さ	62 µm
上方 RNFL 厚さ	63 µm
下方RNFL 厚さ	78 µm

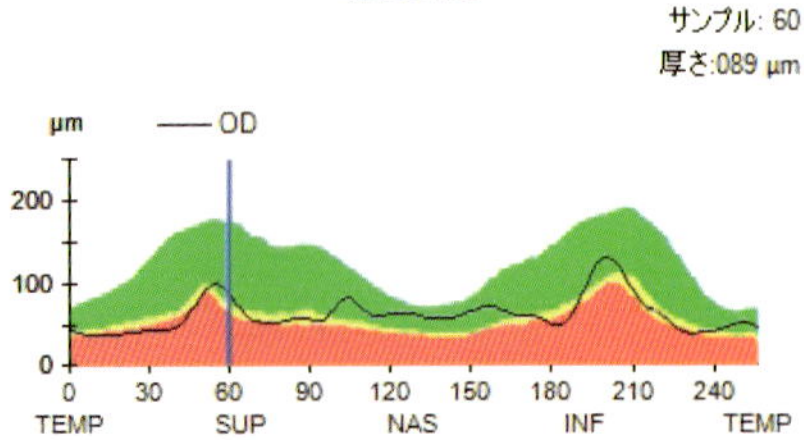

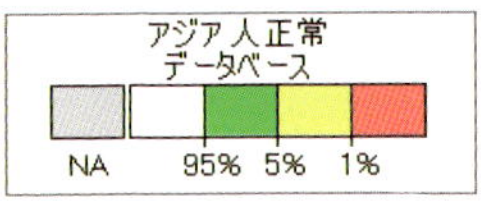

ピンク色で表示されている部分は、
神経層が薄くなっていることを示す

糖尿病網膜症の蛍光眼底造影検査

本文125・130ページ

●治療前

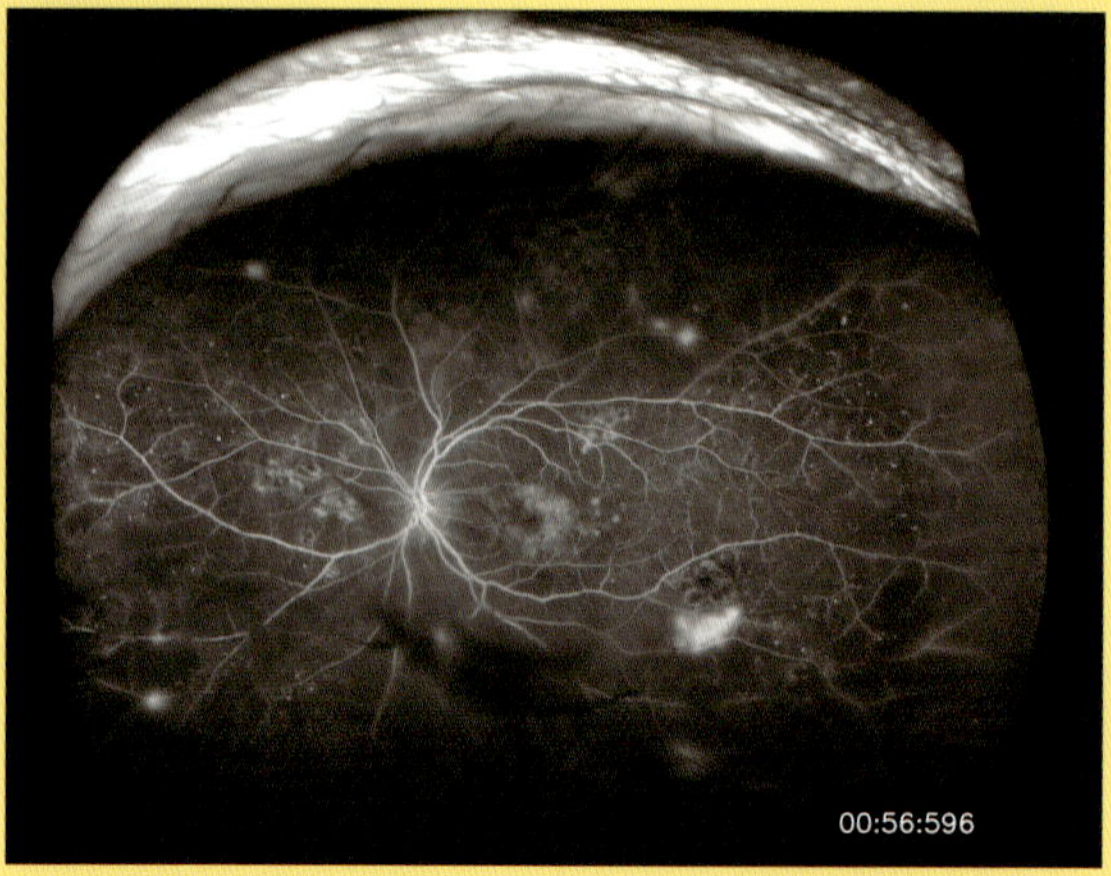

白い点々や広がりは注射した造影剤で、血液の漏れや毛細血管瘤などの異常を示す

●レーザー治療後

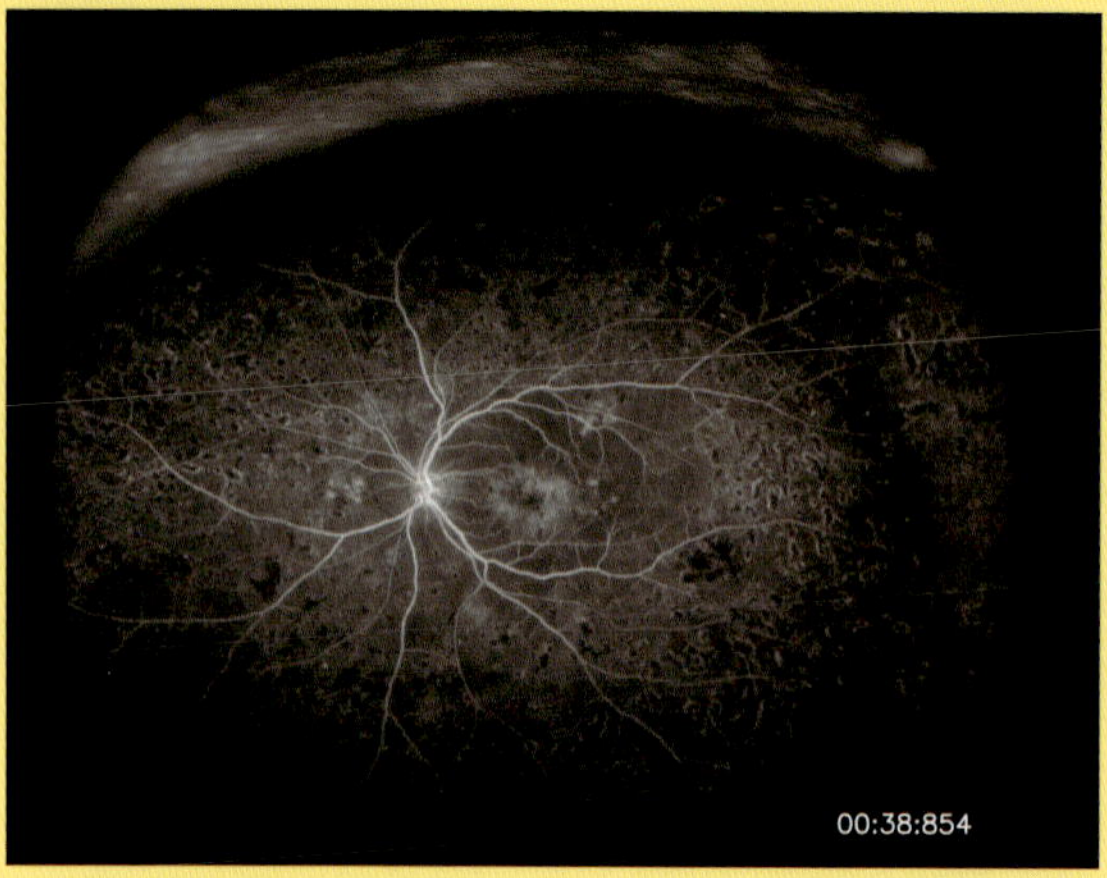

黒く写っているところはレーザー治療で光凝固した瘢痕

OCTでとらえた黄斑浮腫を起こした黄斑部の断層面と治療後の断層面

本文126・136ページ

●黄斑浮腫を起こした黄斑部

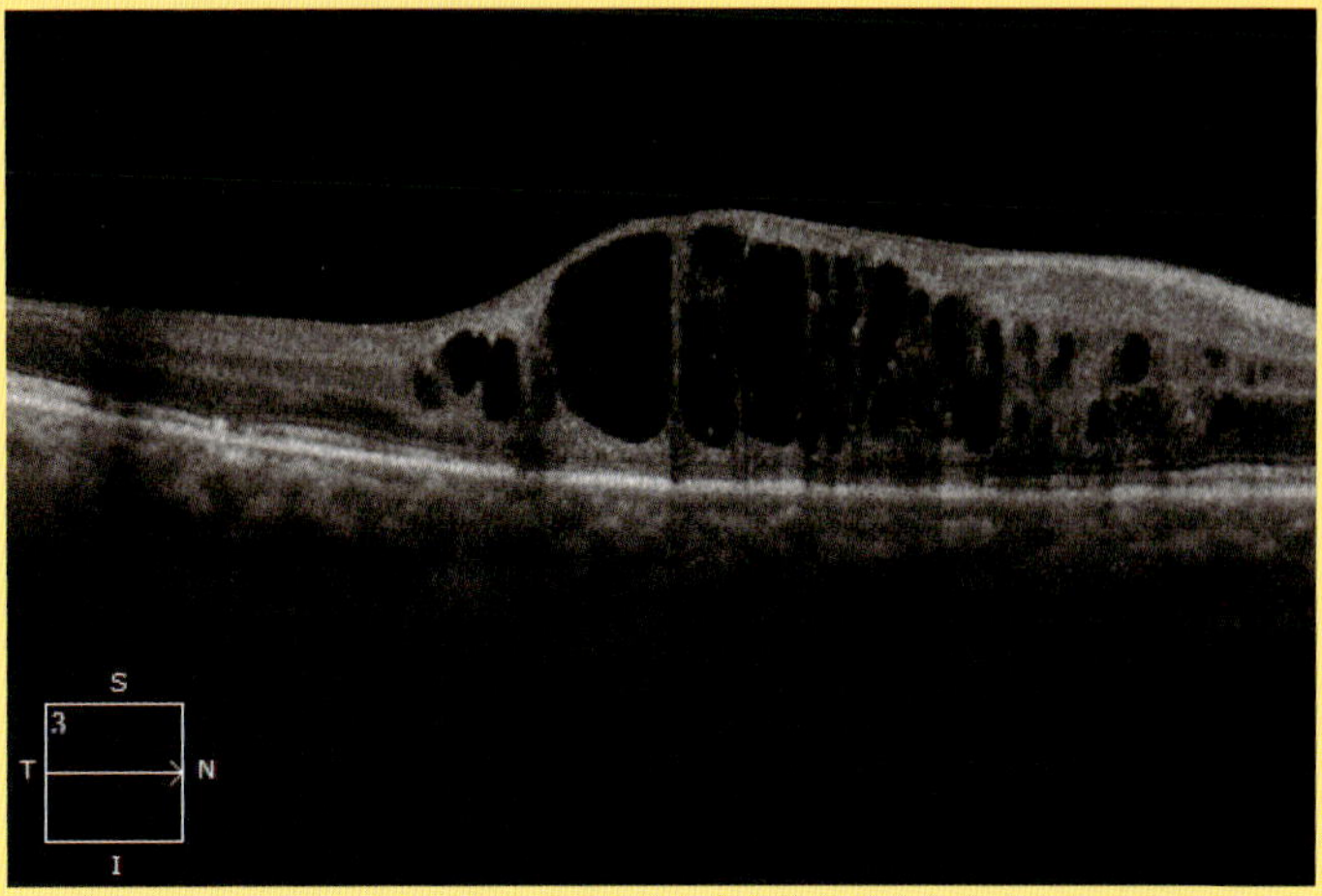

●抗VEGF薬の注射後の黄斑部

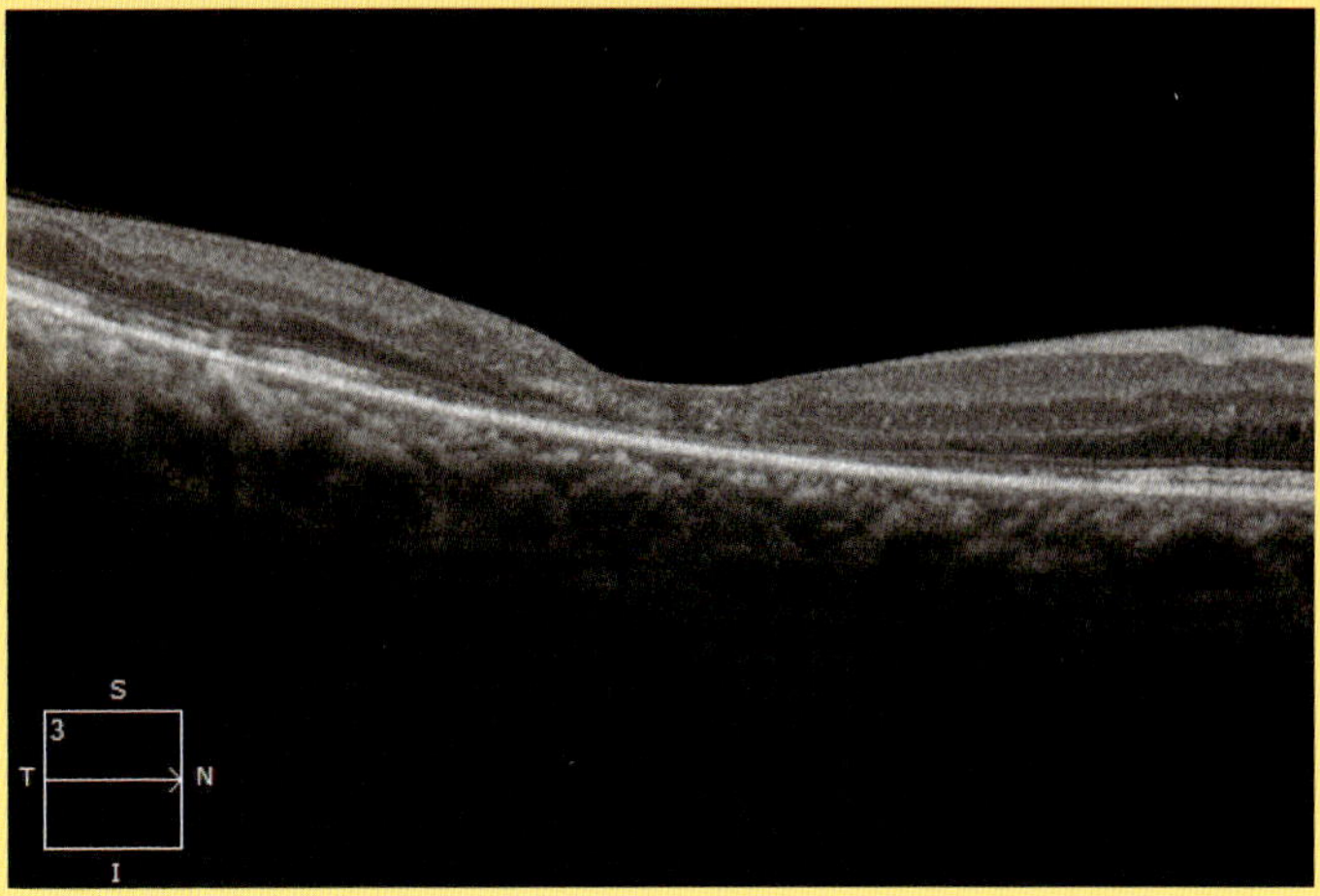

OCTでとらえた加齢黄斑変性

本文159・160ページ

●滲出型加齢黄斑変性

中心窩の隆起にまでは至っていないが、網膜と脈絡膜の間に滲出液がにじみ出ている（マルで囲んだ部分）のがわかる

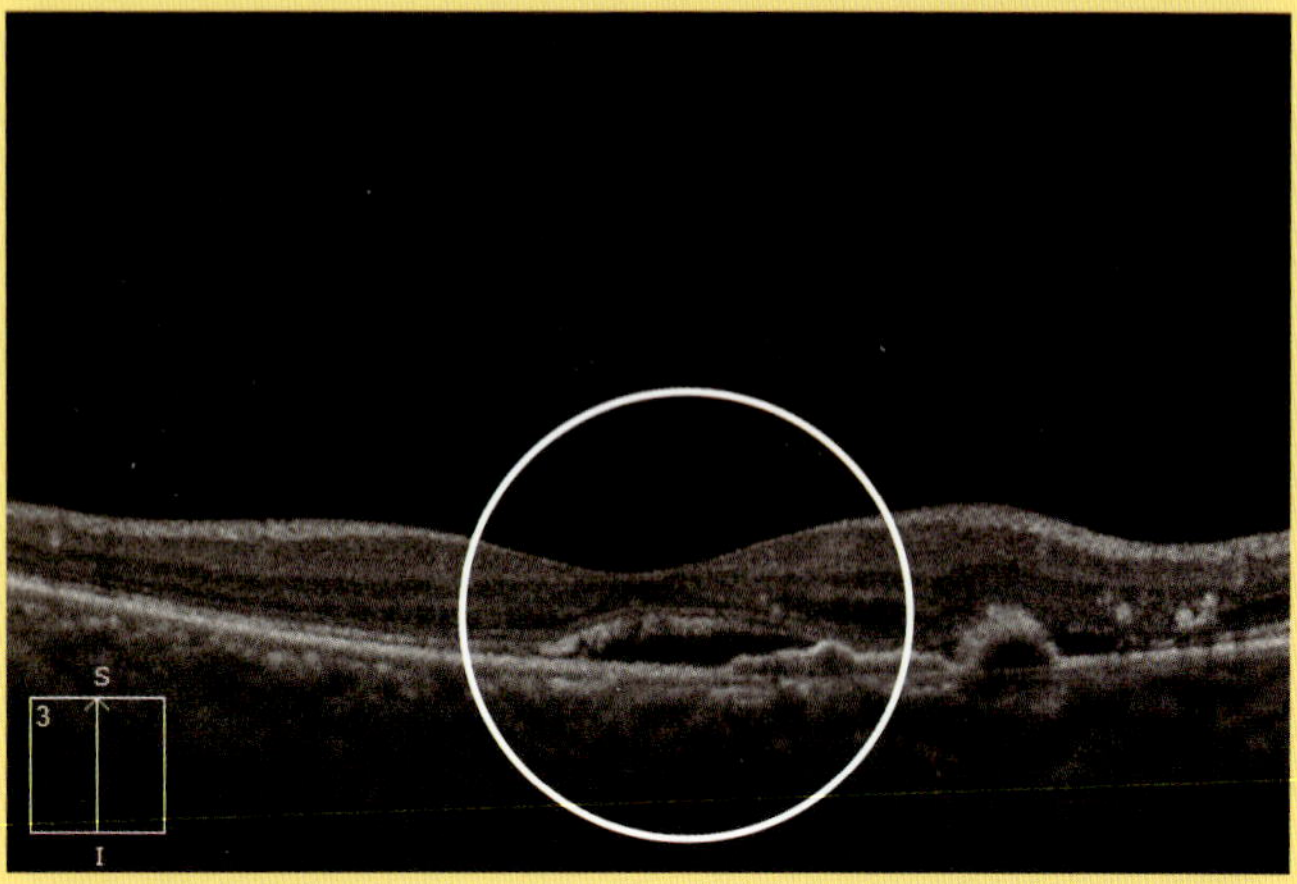

●正常な黄斑部

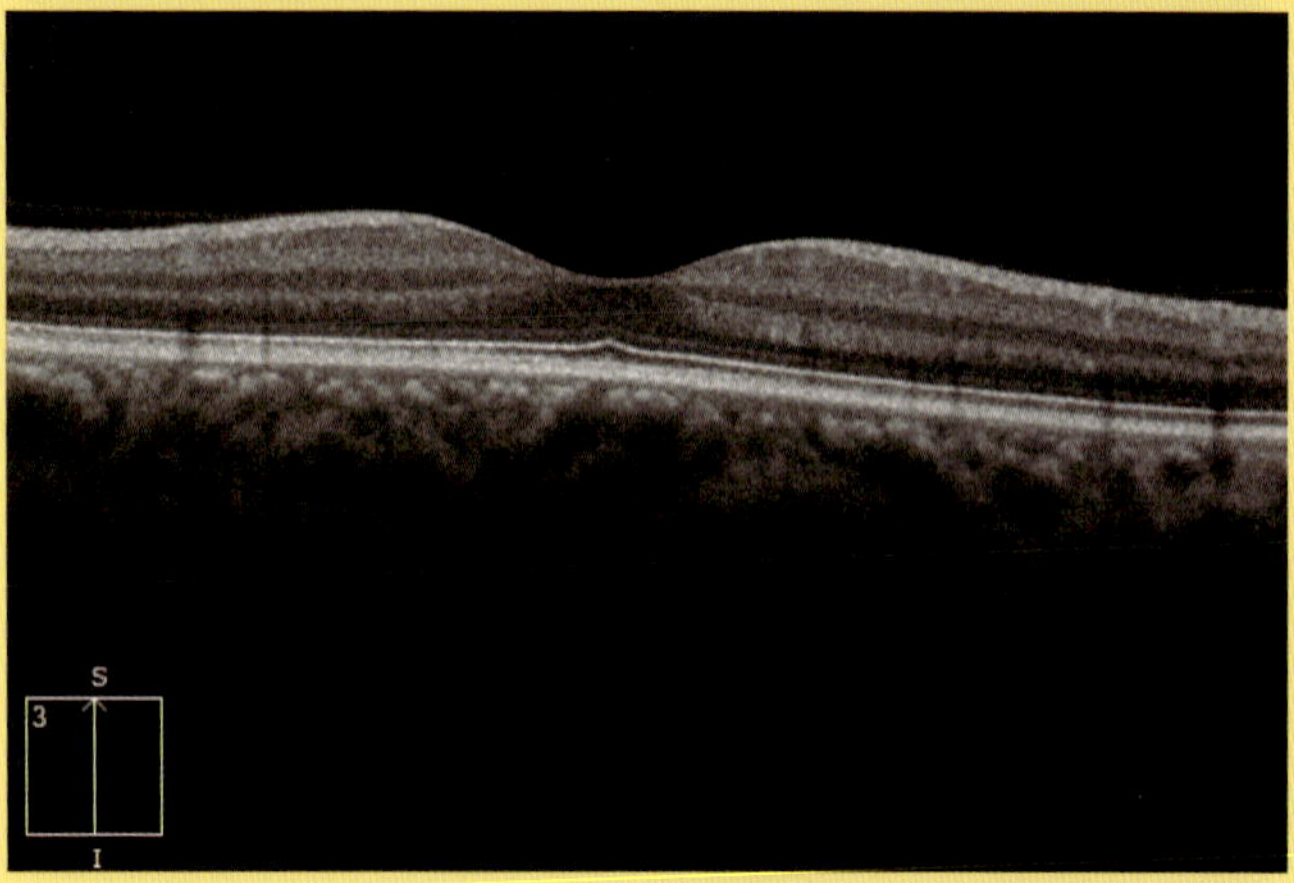

口絵Ⅵ・Ⅶ・Ⅷページの写真提供：坂西良仁

まえがき

人の眼はほぼ球形になっています。大きさは直径が約24㎜。ピンポン玉の半分ぐらいと思ってください。重さは約7gですから両方合わせても、大さじ1杯の水（15g）に足りません。指でつまみあげたとしても、ほとんど重量は感じないでしょう。

眼とは、そんなささやかな臓器です。

その小さな臓器がじつに大きなはたらきをしています。

私たちは視覚や聴覚、嗅覚など、いわゆる「五感」からの知覚情報を頼りに活動しています。思考や行動、また感情にしても、知覚情報に基づかないものは一つもありません。

その膨大な知覚情報の80％以上は、視覚つまり眼を通して得られる情報とされています。

視力を失うことは、この80％以上の知覚情報を奪われるということを意味します。たとえば、今私の目の前にはパソコンがありますが、その画面の明るさも色彩も、文字の形もわからなくなるでしょう。完全な「失明」に至るケースは稀ですが、そこまで悪化することはなくとも知覚情報の多くを失うために、生活面に多大な困難を抱えることになります。

どのような病気が人の視力を奪うのでしょうか。障害者手帳の発行数から推定される日本人の視覚障害の原因疾患は、次ページのグラフのようになっています。

じつはこれらの病気には共通点が一つあります。いずれも年齢を重ねることで起こりやすくなる病気であることです。俗に「成人病年齢」とも言われる40歳前後から発症が目立つようになり、高齢になるほど患者さんが増加します。

さらにここに白内障と老視（老眼）の二つを加えれば、主な「眼の成人病」が出そろうことになります。すなわち、老化がもたらす眼の病気です。

これらの病気には、じつはもう一つ共通点があります。

どれも初期のうちは自覚症状と呼べるものがないか、あってもあまり目立たず、見逃し

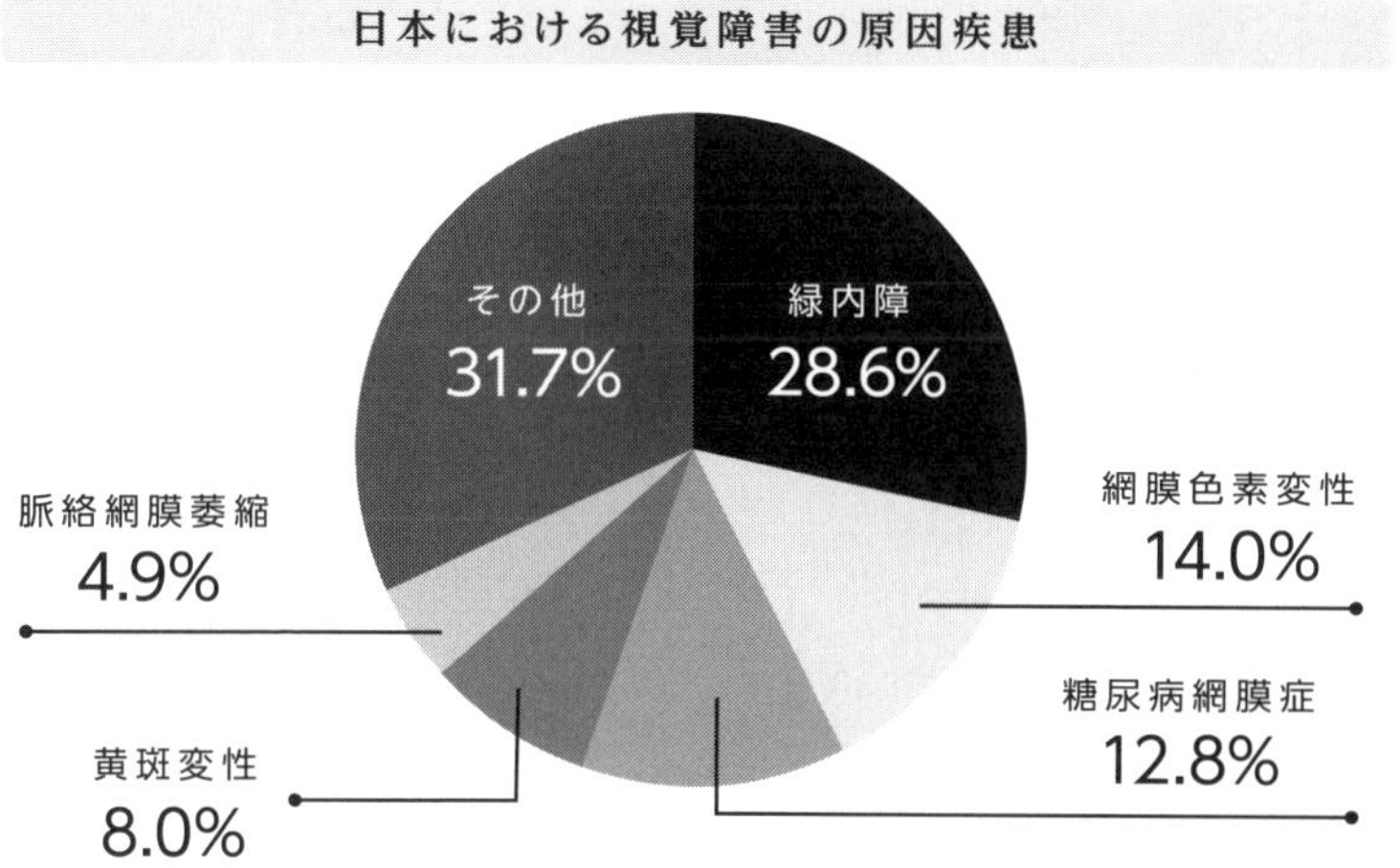

＊白神史雄「網膜脈絡膜・視神経萎縮症に関する研究」より作成

てしまいやすいことです。つまり自分では、なかなか病気に気づけません。気づいたときには視細胞など、重要な組織が広く損傷されるなどして、取り返しのつかない状態になっていることが少なくないのです。

しかしそのことで不安になる必要はありません。

一方では、検査機器の技術的進歩や「人間ドック」の普及により、がんなどと同様、眼の病気も早期に発見できるようになっています。ドックの診断で精密検査を受けるよう勧められて来院する患者さんが、私の医院でも週に何人もおられます。

また眼科の精密検査に特化した「眼の人間

ドック」「眼科ドック」なども、徐々にですが広まってきており、その設備をそなえた医療施設が開業医にも増えています。

眼は一度障害を受けると、その機能をもとに戻すことはなかなかできません。何らかの異常が出現してからあわてるより、早期発見と早期治療を心がけることが望まれます。進歩しているのは検査技術だけではありません。とりわけ近年は医療テクノロジーの革新によって治療技術も大きく進化し、新しい治療法が次々と開発されています。

日本には視力を完全に失った全盲の人と、視力の大部分を失い、ほとんど見えないロービジョンの人を合わせた「視覚障害者（矯正視力0・3以下）」が、およそ164万人いると言われます。それだけではありません。視覚障害には入らないけれど、視力低下や視野狭窄のために生活上の不便を抱える人がさらにたくさんいます。

たとえば、文字などが見えづらくなり、新聞や本を読まなくなる。画面が不鮮明になるので、テレビさえ見る気になれない。また物につまずく、ぶつかるなどしてケガをしたり、転倒したりする事故も多くなります。外出や人付き合いも少なくなり、家に閉じこもるようになる。そうするとストレスが蓄積し、運動不足に陥り、その結果、肥満や糖尿病などの生活習慣病も起こりやすくなるのです。

眼という小さな臓器が損なわれることで、「生活の質」は極端に下がります。生きる楽しみが少なくなり、充実感や幸福感も得られにくくなってしまいます。

今や「人生九〇年」の時代です。これから私たちが歩むことになる、長い老後を充実したものにするには、「生活の質」を下げないことが何よりも大事です。そのためにも視覚機能の維持は、最も重要なテーマの一つになってきます。

日々の診療の中で、そのことをしばしば実感します。一例を挙げれば、白内障の手術をすることで、患者さんの「生活の質」は大きく改善します。世界が明るくなり、物がはっきり見えるようになる。それだけで人の心は活性化し、活発になり、物事に対する興味や関心、好奇心まで高まるのです。引きこもり同然だった高齢者も、視力の回復によって行動的になり、喜んで外出するようになる。別人と思うほど社交性を取り戻したりします。

眼の病気のリスクは年齢とともに高まります。そのことは避けられません。眼も身体の一部であり、老化という定めを免れないからです。

しかし近年の目覚ましい医学研究とテクノロジーの進歩は、これまで難しかった病気の悪化を抑制し、病気によっては低下した眼の機能を回復することさえ可能にしました。しかもその技術は、今なお日進月歩を続けています。

幸いなことに現代に生きている私たちは、その成果を利用することができます。しかしその成果を上手に利用するには、できるだけ正確な情報が必要です。

私がこの本で心がけたことは次の2点です。

・加齢によって起こりやすくなる眼の病気を正しく理解していただくこと
・最新の治療を含め、治療法をわかりやすくお伝えすること

本書では白内障と緑内障、糖尿病網膜症の三つの病気を主として解説します。それらは失明原因の上位を占めているだけでなく、患者さんの数が非常に多い病気です。

患者さんはご自分の病気や治療に、何らかの不安や心配を抱えておられます。私どもも

その質問に、できるだけわかりやすくお答えしようと努めています。しかし外来の限られた時間内では、十分なお答えができないことも少なくありません。

この本が、診療室での医師の言葉をさらに補って、患者さんや、そのご家族のお役に立てるのであれば、著者としてこの上ない喜びです。

2018年9月

坂西眼科医院院長　坂西良彦

40歳から気をつけたい「眼の成人病」●目次

序章

病気を理解するための「眼の仕組み」

第1章

50代の40%は水晶体が濁る「白内障」

第2章　日本人の20人に1人がかかる「緑内障」

第3章

失明者多発という恐い「糖尿病網膜症」

糖尿病網膜症という病気を知る

糖尿病網膜症の検査と診断

第4章

気をつけたいそのほかの「眼の成人病」

老視（老眼）

網膜色素変性症

加齢黄斑変性

網膜剝離

眼瞼下垂

序章

病気を理解するための「眼の仕組み」

●眼はどんな構造になっているか

鏡を使って自分の眼をのぞきこむ、そんな経験が誰にもあると思います。そのとき見えるのは、次ページの図・序－1で示したような眼です。

上下のまぶたのあいだに見えるのは、いわゆる黒目と白目です。はじめに黒目のほうに注目してみましょう。日本人の場合その真ん中に小さな黒い円があり、そのまわりを薄茶色の周辺部分が丸く取り巻いています。

小さな黒い円は瞳孔で、明暗や色彩など外の光を眼球内に取り込む窓の役目をはたしています。まわりの薄茶色の輪は虹彩といい、黄色人種の日本人はおおむね茶色です。

虹彩はカメラの「絞り」と同じように、広がったり縮んだりすることで瞳孔の大きさを変えながら、瞳孔に入る光の量を調節します。露出オーバーで明る過ぎたり、逆に露出不足になって暗過ぎたりしないようにするのが絞りの仕事です。

家の窓にガラスが入っているように、黒目の部分は角膜という透明な膜でおおわれています。角膜は、図・序－2で示した断面図のように、少し丸みを帯びているのが特徴です。

図・序-1　眼の外部の構造（左眼）

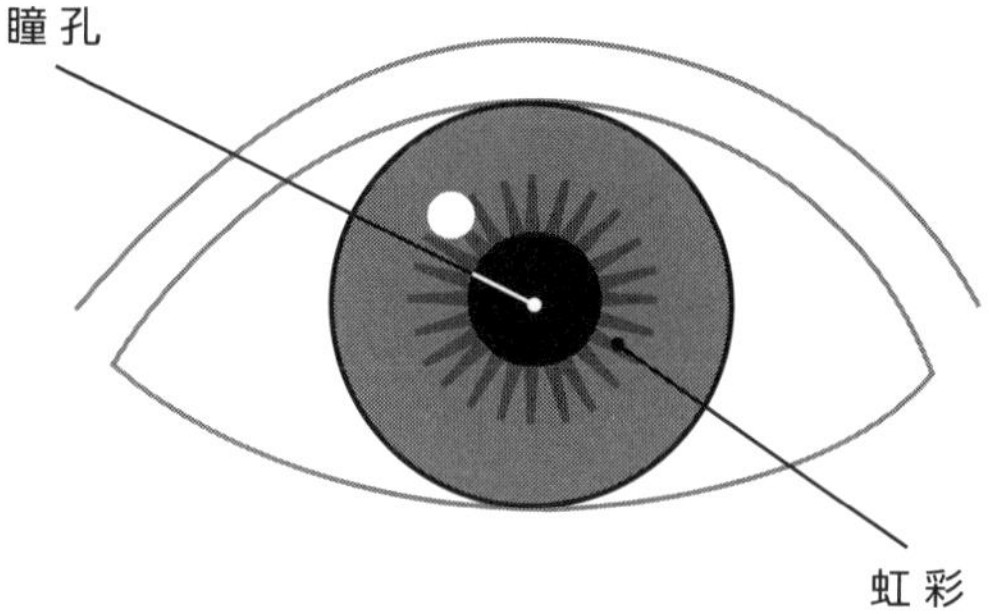

図・序-2　眼の内部の構造

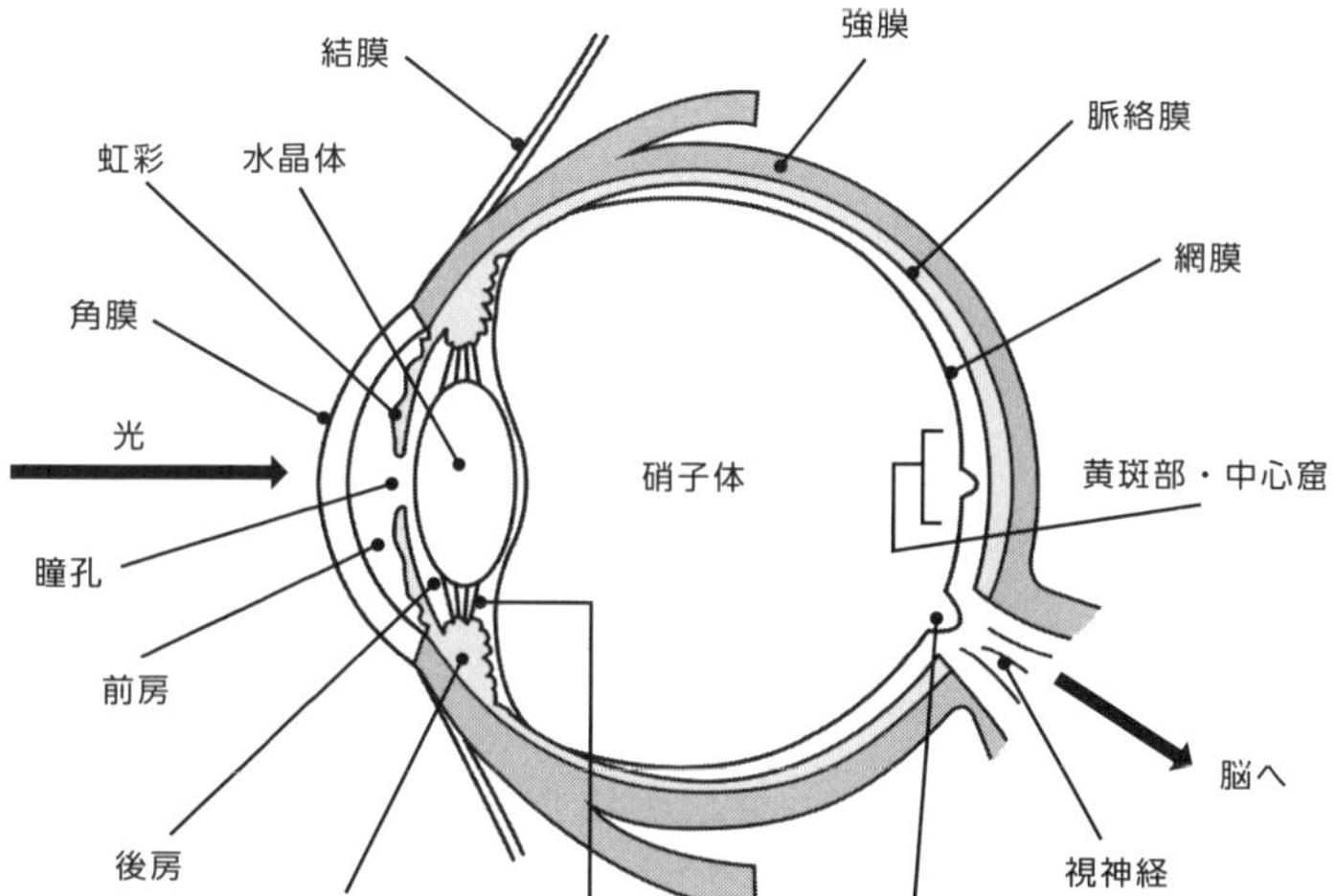

そのおかげで凸レンズのように広く光を集められます。眼のまっすぐ前方だけが見えるのでなく、視界を広範囲に確保できるのです。

瞳孔から入った光が最初に通過するのは、水晶体という、カメラのレンズにあたる部分です。このレンズは厚さを自動的に変えることができ、カメラのピント調節と同じ機能を持っています。遠くの風景に目をやっても、すぐ近くにある物に目を向けてもはっきり見えるのは、水晶体の厚さがそのたびに変化し、ピント合わせが正確に行われるからです。

この調節機能の正確さが年齢とともに衰えてくるのが「老視（老眼）」（↓142ページ）です。また加齢とともに水晶体が透明性を失い、白く濁って見えにくくなると「白内障」（↓28ページ）と診断されます。

水晶体を通り抜けた光は、硝子体と呼ばれるゼリー状の無色透明な組織を抜け、「眼底」と呼ばれる奥の壁面をおおった網膜に到達します。

カメラの仕組みで言うと網膜はフィルムに相当します。眼球にやって来た外の光は、最後に網膜に投影されて、網膜に1億個以上あるとされる視細胞によってその明るさや色彩がキャッチされるのです。

私たちの〝見る〟機能にとって、最も大切なそのフィルムが破れたり、剝がれたりして視力障害を招くのが「網膜剝離」（↓165ページ）です。また糖尿病の合併症である「糖尿病網膜症」（↓111ページ）は、糖尿病で過剰になった血液中の糖分が、眼底にも血管障害を引き起こし、それが網膜にダメージを与えてしまうものです。

網膜の視細胞がとらえた光（明るさ＋色彩）は、そこで電気信号に変換されます。その信号は視神経を経て脳へ送り出され、私たちの脳はそれを視覚情報として理解するのです。

光の進む瞳孔から視神経までの経路が、眼の基本的な構造です。基本となる構造のまわりに、眼の機能を支えるさまざまな仕組みがそなわっています。

●眼の機能を支えるさまざまな仕組み

黒目とともに見える白目のほうは、眼全体を包んで保護し、眼球を形づくっている強靭な膜の一部で、専門的には強膜と呼ばれます。卵の殻のような強膜の内側には脈絡膜といわれる層があり、そこには血管が豊富に張り巡らされていて、内側にある網膜に血液を供給しています。

脈絡膜の前方にあるのが毛様体です。この毛様体が、チン小帯という線維を介して水晶体を支えており、同時に毛様体の筋肉は、レンズの厚さの調整という重要な役目をはたしています。

前房・後房というのは、虹彩の前後にあるスペースです。そのすき間には「房水」と呼ばれる、血液に似た成分の無色透明な液体が流れており、角膜や水晶体に酸素と栄養を補給しながら、老廃物を運び出しています。

何かの原因で房水の流れが滞り、それがスムーズに排出されなくなると房水の量が多くなり、眼圧（眼球内の圧力）を上げます。その圧迫で視神経が損傷されてしまうのが「緑内障」（→64ページ）です。

眼底の網膜には、視細胞と脳をつなぐ視神経が１２０万本あると言われますが、それらのすべては眼球の一番奥にある視神経乳頭に集まっています。そこで一本に束ねられ、脳へ送り出されます。

ふだん、私たちは自覚せずにいますが、「盲点」という視野の小さな欠けが誰にでもあります。盲点の正体はこの視神経乳頭で、脳へ向かう視神経の出口であるそこには視細胞がないために光を感じることができないのです。

また視神経乳頭の近くに黄斑部と呼ばれる視細胞がとくに密集しており、〝見る〟という機能にとって最も重要な場所があります。直径6㎜ほどの場所ですが、そこが視力の9割を担っているとされます。黄斑部の真ん中には中心窩というごく小さなくぼみがありますが、ここが私たちの視野の中心です。

年齢を重ねると黄斑部にはさまざまな異常を生じやすくなります。むくみが出て視細胞が徐々にダメージを受け、視野の中央が歪んだり、中心部が暗くなったりするなどの障害を引き起こすのが「加齢黄斑変性」(→154ページ)です。

本文でこれからお話しする病気やその治療法の解説の中には、眼の部位の名称が頻繁に登場します。できるだけそのたびに説明するつもりですが、不明な場合は、何度でもここに戻ってイラストで確認したり、説明を読むなどしたりしながら、より正確に理解していただきたいと思います。

コラム❶

眼を診てわかる全身の病気

眼はとても繊細な臓器です。そこにはしばしば全身的な変調や異変のサインがあらわれます。それらを発見し、専門の病院を紹介することも少なくありません。よく知られているのは黄疸です。血中の色素ビリルビンが増えるので、皮膚だけではなく白目（結膜）も黄色くなります。これは肝臓病や胆道閉塞などのサインです。みかんやかぼちゃの食べ過ぎで皮膚が黄ばむこともありますが、こちらは白目の色が変わることはありません。

白目にサーモンピンクのふくらみがあらわれたら、悪性リンパ腫が疑われます。

眼球の動きやまぶたの観察で発見される病気もあります。

高齢者や免疫力の低下した人に起こりやすい帯状疱疹です。よく目のまわりにあらわれ、まぶたに水疱ができて腫れてきます。

まぶたが硬くなるアトピー性皮膚炎。まぶたに黄色い扁平なしこりができると高脂血症が疑われます。

また、まぶたが下がってしまう眼瞼下垂の原因の一つに、脳から筋肉への指令系統がブロックされてしまう重症筋無力症があります。逆にまぶたが上がってしまうと、やがて眼球が突出してくるバセドウ病が考えられます。

眼を動かす神経の一つに動眼神経がありますが、脳梗塞や脳動脈瘤、脳腫瘍によって動眼神経が損傷されると、まぶたが上がらない、物が二つに見えるなどの症状が出てきます。私のクリニックでも年に数人、脳腫瘍の患者さんが見つかります。

私たちの体は、皮膚という保護膜で隅々までおおわれており、内臓や血管は外から観察できません。眼が唯一、血管を直接見られる臓器です。眼底の血管を直接見ることで、いろいろな情報が得られます。たとえば、糖尿病は血液中の過剰な糖分による血管障害を引き起こしますが、眼の毛細血管を調べれば全身の血管障害がどの程度進んでいるかを推測できます。これは動脈硬化や高血圧の程度を知る手掛かりにもなります。

ほかに貧血、膠原病、全身性の肉芽腫疾患サルコイドーシス、自己免疫疾患のベーチェット病などのサインが見つかります。

第1章

50代の40%は水晶体が濁る「白内障」

白内障チェック

①光や日の当たる白い壁などが異常にまぶしい □
②靄《もや》がかかったように視界がかすむ □
③ものが二重三重に見える □
④暗いところで物が見えにくい □
⑤白い物が、黄色みがかって見える □

白内障という病気を知る

●誰にでも起こる「水晶体の濁り」

カメラでいえばレンズにあたる水晶体は、もともと無色透明です。加齢とともにこのレンズに濁りが生じ、混濁してくるのが白内障という病気です。高齢になると増える皮膚のシワやシミと同様、老化現象ですから誰にも起こります。「老人性白内障」とか「加齢性白内障」とも呼ばれます。

一般的には40歳を過ぎる頃から徐々に濁りがあらわれます。どの程度から「病気」と判断すべきかどうかは難しいところですが、日本白内障学会の調査では、50代の約40％、60代約70％、70代では85％前後。さらに80代になると100％の人に混濁が見られるとされています。

私のクリニックで白内障手術を受けられた患者さんの最高齢は98歳、最年少が15歳で平均すると72歳になります。

この10代の患者さんは、アトピー性の白内障でした。アトピー性白内障の他にも、少数ですが加齢性以外の白内障があり、大学病院に勤務していた時代には妊娠中の母親がかかった病気（風疹など）の影響で、「先天性白内障」になった幼児の患者さんの手術も経験しました。

◉どんな人が白内障になりやすいか

主な原因は加齢ですから、とくになりやすい人がいるわけではありません。年齢を重ねるほどリスクは高くなります。40歳を過ぎたら、年に一度は眼科検診を受けることをお勧めします。

他に白内障のリスクを高めるものとしては、糖尿病、ステロイド剤の点眼薬（目薬）や内服薬、また紫外線や放射能の曝露、眼の外傷などがあります。

糖尿病のある人と、そうでない人を比べると、糖尿病の患者さんの発症率は5倍になります。血糖コントロールが悪いほど白内障も悪化する傾向があります。

またアレルギー疾患の治療薬であるステロイド剤は、塗り薬より内服薬や吸引薬のほうがより高リスクと指摘されています。「ステロイド白内障」は30代40代の若い世代にもときどき見かけます。

さらに外傷も危険因子の一つです。アトピー性皮膚炎などの場合、いつもまぶたを掻いていて水晶体に刺激を与えることが、白内障の原因となります。同様にボクシングのパンチやサッカーのヘディング、野球のデッドボールも当たり所が悪く、水晶体が大きな衝撃を受けると、白内障が発生しやすくなります。

紫外線が皮膚の老化を早めることはよく知られていますが、水晶体にとっても紫外線は危険です。屋外での労働、また戸外での長時間のスポーツやスポーツ観戦も、水晶体に好ましいとは言えません。濁りを生じさせたり、病気をさらに悪化させたりするリスクを高めます。

すでに白内障のある人はとくに、長時間紫外線にさらされないよう気をつけてください。強い日差しに対してはサングラスや、ＵＶカットのコンタクトレンズを使用するなどの自衛手段を心がけましょう。

●どんな症状があらわれるか

はじめはこれといって目立つ症状はありません。進行するにつれ、「まぶしい」「目がかすむ」「二重三重に見える」といった訴えが多くなります。

これは水晶体を通る光が、濁りにぶつかって乱反射したり、拡散したり、またピントがずれたりするために起こる症状です。

日の光や照り返し、横断歩道の白線などが異常にまぶしく感じられるようなら、白内障を疑ってみるべきです。夜、車を運転すると対向車のライトがまぶしく、一瞬見えなくなるなど、運転に支障をきたすこともあるので注意が必要です。また、物が二重三重に見えるのは、濁りが均一でなく、ムラになっているために起こる現象です。

水晶体の濁りの色は、実際には白より黄色みを帯びています。そのためノートなどの紙や白い壁が、黄色みがかって見えたりします。白内障手術のあとに医師が着ている白衣を目にしたとき、その白さに驚く患者さんもいるほどです。

また、「テレビの画面が暗い」と訴える患者さんもいます。混濁のために水晶体を通り抜ける光の量が減るので、視界が暗くなったように感じられるのです。

こういう濁りがある程度進むと、視力も低下してきます。白内障が原因になって起きた視力低下は、眼鏡やコンタクトレンズの度数を変えても改善しません。

白内障がかなり進行すると、目の前で手を動かしてもぼんやりとしか見えないとか、明るい・暗いくらいしかわからなくなるほど悪化します。ただそこまで悪くなったとしても、今日では手術によって視力を回復することが十分に可能です。

視覚障害の原因となる眼の病気が、年ごとにどのように変わってきたかを調査した厚労省の報告によると、1991年には白内障は視覚障害の原因の15・6%を占め、糖尿病網膜症に次ぐ第2位でした。ところが、2013年になると視覚障害の主要な原因から姿を消し、「その他」に含められるようになります。白内障治療の技術的進歩がいかに目覚ましいものであるかがわかります。

白内障には3タイプがある

次ページ図1－1「健康な水晶体」にあるように、水晶体は三つの部分から成り立っています。レンズの中心にある「核」と、その周辺にある「皮質」、そしてレンズ全体を包んでいる「嚢（前嚢・後嚢）」という透明な薄い膜の三つです。

どこに濁りが生じるかによって、白内障は3タイプに分かれます。

①皮質白内障

加齢による白内障に多いのはこのタイプです。中心にある核の部分よりも、外側にある

図1-1　健康な水晶体

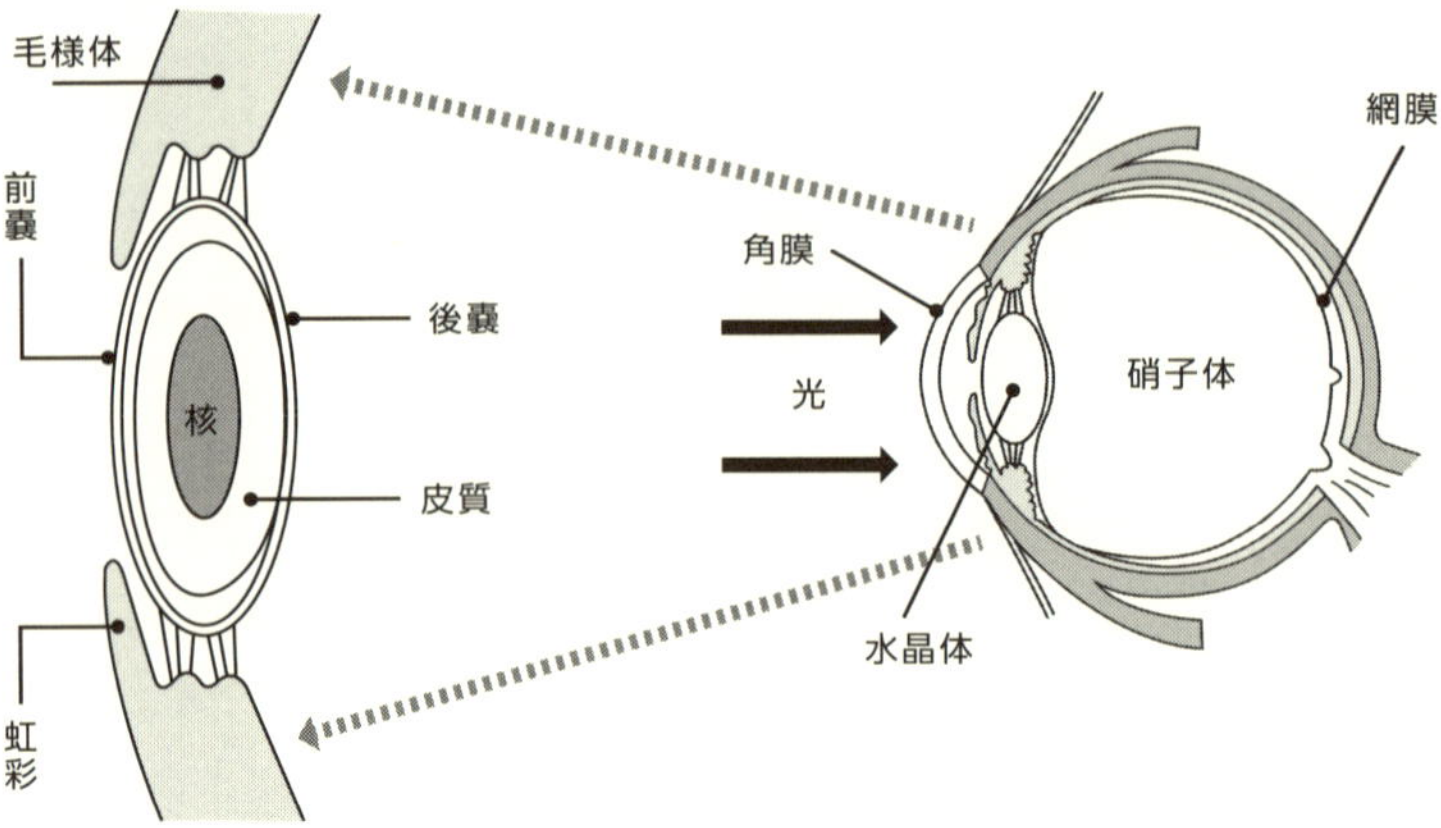

皮質に点々と白い濁りが出現します。そこにぶつかった光が散乱するために、初期にはとくにまぶしさの症状があらわれます。混濁は次第に中心へ広がりますが、その進行はゆっくりです。

②核白内障

核の部分が硬くなり、黄ばんだ濁りが発生するのが核白内障です。特徴的な症状としては、本来は白色であるものが黄色いフィルターを通したように、黄色みを帯びて見えること。また中心部分が硬くなって光の屈折率が変わるため、近くの物がよく見えるようになり、老眼が改善したとか、近視が進んだように感じるのも核白内障の特徴です。皮質白内障に比べると症状があまり目立たず、治療の開始時期が遅くなりがちです。

③後嚢下白内障

これも皮質の濁りですが、①の皮質白内障と違って、水晶体の後ろ側を包んでいる後嚢に近い部分が濁ってきます。進行が早いため短期間で視力が低下します。糖尿病白内障やステロイド白内障などに多く見られます。

白内障の治療法を知る

●治療しないとうつ病や認知症の危険も

残念ながら水晶体に一度濁りが生じてしまうと、それをもと通りに戻すことはできません。しかし白内障にはすでに有効な治療法が確立しており、視覚障害にまで至るケースは稀です。

だからと言って放置すると白内障は徐々に進行し、やがて視力低下を招いて「生活の質」を著しく下げることになります。交通事故や転倒事故の原因となり、重大な結果をもたらすこともあります。さらに仕事や家事でミスが増えたり、活動意欲が低下したり、また物事に対する興味関心が薄れたり。さらに最近はうつ病や認知症との関連も指摘されるようになりました。

白内障の治療には、大きく分けると薬物療法と手術療法の二つがあります。

●薬物療法：初期に進行を抑える効果が期待される

・長期的に点眼を継続する

白内障の薬物療法では点眼薬、いわゆる目薬が用いられます。何種類か薬があり、使用している患者さんもたくさんいます。目的は治療というよりも、病気の進行の抑制です。まだ手術を必要としない初期の患者さんに処方するのが一般的です。

効果は人によってまちまちですが、即効性を期待するものではなく、長期的に継続することが必要です。

病気の進行具合によっては、手術に踏み切るのが望ましいケースも出てくるので定期的に医師の診察を受け、状態を確認しながら用いることになります。

・夢の白内障治療薬ラノステロールとは

今のところ白内障の治療法として確実なのは、濁った水晶体を取り出し、人工の眼内レンズに替える手術療法です。しかし薬学の最前線では、水晶体の濁りを薬によって解消する研究が進められており、すでに動物実験での効果が確認されています。

夢の治療薬として注目されているのは、私たちの体内にもあるステロイドの一種で、コレステロールなどの材料にもなる「ラノステロール」という物質です。

無色透明な水晶体は、じつはたんぱく質の規則的な集合によってできています。そのたんぱく質の集合が、規則性を失って凝集したのが濁りです。

ラノステロールには水晶体の濁りをつくる、たんぱく質の凝集を減少させるはたらきがあるとみられているのです。

●手術療法：大きく進歩した白内障の手術

・手術はいつ受けたらよいか

水晶体の濁りを消したり、削り落としたりすることはできません。そこで濁ってしまった水晶体自体を取り除いて、代わりに人工のレンズ（眼内レンズ）を入れるのが白内障の手術です。こう言うと大手術のように聞こえますが、特殊なケースを除くと15分前後で終わる手術です。

白内障手術は、数ある手術の中で「最も安全な手術」とされていて、日本での実施数は年間１４０万件にのぼります。

とは言え水晶体の老化現象であり、進行もゆるやかな白内障の場合は、緊急に手術が必要となるわけではありません。また「最も安全」と言っても手術である以上、まったくリスクがないということはありません。さらに用いる眼内レンズの種類によっては高額な費用がかかります。

そこで大事になるのが、手術に踏み切るタイミングです。老化は進行し続けるので多くの患者さんはいずれ、手術を実施するかどうかという問題にぶつかることになります。その際、どこまで進行したら手術するのがよい、といった基準はありません。あくまで患者さんご自身の判断で決めることです。

たとえば、仕事に支障をきたすようになったり、日常生活に不便を感じたり、生活の楽しみが損なわれていると思ったときなどが、そのタイミングになるでしょう。運転免許の更新が難しくなった、新聞やスマートフォンの文字が読みづらくなった、ゴルフの打球を追えなくなった、などなど人さまざまです。

一方、いずれ手術が必要になるなら、早めに手術し良好な視力を取り戻すほうがよいと考える人もいます。担当の医師とよく相談しながら決めてください。

・白内障手術とはどのようなものか

手術は、今のところ白内障で低下した視力を回復できる唯一の治療法です。

眼は、小さいけれど極めて精巧にできた臓器ですから、顕微鏡下で慎重に行われるデリケートな手術になります。今日広く実施されているのは「超音波水晶体乳化吸引術」という、超音波で水晶体を細かく砕き、それを吸い出す最新の治療法です。レンズである水晶体を取り除いてしまうので、代わりに眼内レンズを挿入して視力を回復します。この手術法により、治療成績は飛躍的に向上しました。

手順に従って、手術の内容を紹介しましょう。

①麻酔をほどこす

白内障の手術といえば、以前は水晶体をまるごと取り出す「水晶体全摘出術」のことでした。全摘出するには眼球のおよそ半分を切開しなければなりません。麻酔の注射も多くなると3本も打ちます。その痛さに、もう一方の眼は手術をあきらめる人もいたほどです。最新の「乳化吸引術」は傷口が小さく、麻酔注射も打たずにすみます。点眼、つまり目薬による局所麻酔だけで手術可能となり、手術中の痛みもほとんどありません。

②角膜に小さな切開創をつくる

水晶体には核と皮質があり、それを嚢（前嚢と後嚢）と呼ばれる薄い透明な膜が包んでいます。「全摘出」の頃は、嚢も一緒に摘出しました。しかし現在の「乳化吸引術」では、嚢まで取り出す必要はありません。

水晶体の破砕・吸引を行うために、角膜に2～3㎜の小さな切開創をあけ、そこから器具を眼内に挿入します。消化器外科の腹腔鏡手術でもお腹に小さな孔をあけ、そこから手術器具を入れますが、それと同じと考えてください。

ごく小さな傷口なので患者さんの負担も少なく、ほとんどの場合、創の縫合も必要ありません。

③超音波振動で水晶体を砕いて吸い出す（次ページ図1－2参照）

水晶体の前面を包んでいる嚢（前嚢）を丸くくり抜き、器具を挿入します。器具の超音波振動によって、水晶体を細かく砕きます。同時に水を放出し、砕いた水晶体と一緒に外に吸い出すのです。

ただし超音波手術では、水晶体を砕けないケースもあります。核白内障が進行し、核が硬くなり過ぎている場合です。手術前に行う検査でそれが判明した場合は、「水晶体嚢外摘出術」が選択されます。

図1-2　超音波水晶体乳化吸引術

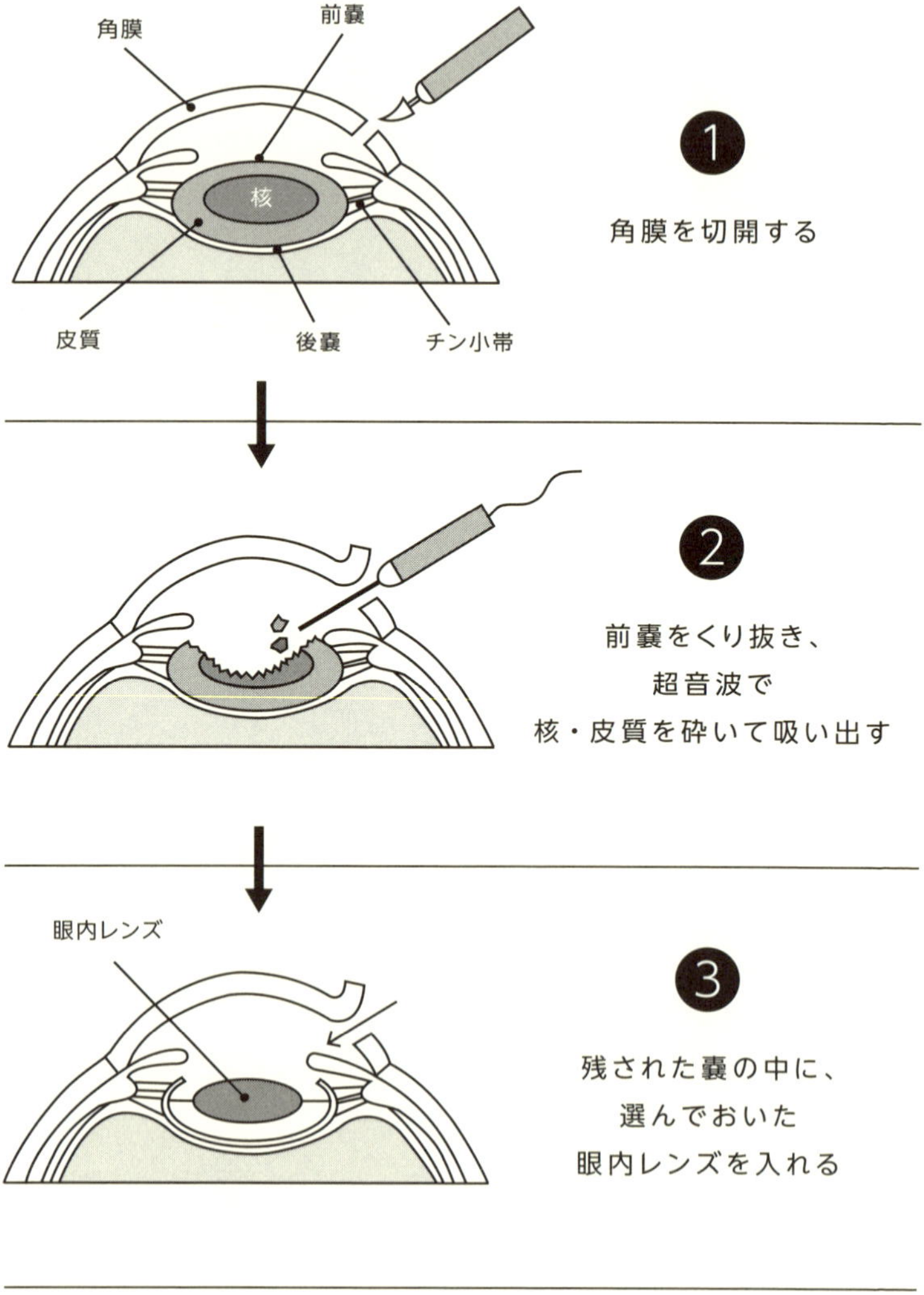

④眼内レンズを入れて固定する

水晶体を取り除いたあと、残された嚢の中に眼内レンズを入れます。レンズの直径は6㎜ほどで、レンズを固定するための腕が2本ついています。以前は硬いプラスチック製だったので、角膜にあける切開創も6㎜前後と大きなものでした。現在はアクリルやシリコンなどの軟らかな素材に改良されており、小さく折りたたんで挿入するため2〜3㎜の切開で十分です。さらに最近は1・8㎜という、より小さな切開創で挿入できるレンズも登場しています。

●眼内レンズの種類

水晶体の役割は、カメラのレンズと似ています。どちらも見る対象にピントを合わせ、ピンボケしない鮮明な映像をつくるのが役目です。カメラは焦点距離（レンズとフィルムの距離）を変えることで、それを調整しますが、眼の場合は、水晶体が自動的に厚みを変えることで行います。

人工の眼内レンズに、そのような調節機能はありません。レンズごとに、はじめから一定のピントで製造されています。ピントがどう設定されているかによって、眼内レンズにもいくつかの種類があります。

その種類を大きく分けると、①ピントが一つだけの「単焦点眼内レンズ」、②二つないし三つのピントをもった「多焦点眼内レンズ」、さらに③複数のピントがあるけれど、ピントとピントのあいだに切れ目がない「焦点深度拡張型眼内レンズ」の3タイプです。

①単焦点眼内レンズ

長い歴史のある非常に優れたレンズですが、欠点はピントが1カ所であることです。ピントを近くにするか、遠くにするか、あるいは中間にするか、レンズを選ぶ際に決める必要があります。どこにピントを合わせたら日々の生活が一番便利であるかを考えて決めます。

・遠くがはっきり見える——仕事で車を運転するとか、スポーツなどアウトドア型の趣味を眼鏡なしで楽しみたい人には、ピントを遠くに合わせた眼内レンズが向いています。

・近くがはっきり見える——読書やデスクワーク、パソコン操作など手もとの細かい作業が多ければ、ピントを近くに合わせた眼内レンズがよいでしょう。

・中間距離がはっきり見える——掃除や料理などの家事、テレビの視聴、接客の仕事などには、一般的に中間距離にピントを合わせた眼内レンズのほうが便利です。

1カ所しかピントが合わない単焦点眼内レンズの場合、はっきり見えないところは、近用眼鏡もしくは遠用眼鏡で補うことになります。たとえば、眼内レンズのピントを遠くに合わせたら、打ったゴルフボールの行方は見えますが、スコア記入するときは近用眼鏡をかけることになるでしょう。

実際の生活では近くを見ることが多く、ことに高齢の患者さんは、少々近めにピントを合わせるほうが便利なことが多いでしょう。ただ高齢でも、遠方にピントの合った眼内レンズを希望された患者さんもいました。その方はよく演壇上で話をされるので、遠くにいる聴衆の顔まではっきり見たいと望まれたのです。

単焦点眼内レンズのメリットは、次にお話しする多焦点レンズと比較するとコントラストが鮮明で、見え方の質が良いことです。また現在のところ、単焦点眼内レンズだけが保険適用となっています。

【参考】モノビジョン法

単焦点眼内レンズの、設定されたピント以外は見えにくいという欠点をカバーするために考案されたのが「モノビジョン法」です。左右の眼内レンズのピントに少し差をつけます。遠くが見えるレンズを右眼に入れたら、左眼は、より近くが見やすいレンズにすることで、ピントの合う距離を広げることが可能です。

②多焦点眼内レンズ（口絵Iページ参照）

ピントが一つの単焦点眼内レンズの不便さをなくすために、レンズのピントを複数にしたのが多焦点眼内レンズです。遠近両用眼鏡のように、「遠」と「近」両方にピントが合うように設定された「二重焦点眼内レンズ」と、遠と近と中間、三つのピントに対応した「三重焦点眼内レンズ」の2種類があります。

ピントの合う部位や範囲を増やしたことで、頻繁に眼鏡をかけなければならない単焦点の不便さはなくなりました。それでも完全に眼鏡が不要になるわけではなく、長時間の読書や夜間のドライブにはやはり眼鏡を必要とします。正確には眼鏡を必要とする回数が減ると考えるほうがよいでしょう。

また単焦点に比べ、ピントを増やした分それぞれのピントが甘くなり、くっきり感が若干乏しくなります。もう一つ、夜間の運転中など、対向車のライトがまぶしくなるハローグレアが起こりやすくなります。

ハローグレアとは光の乱反射で、灯りに輪がかかって見えたり、にじんで見えたりする現象です。したがって、長時間運転とりわけ夜間の運転をする人は、そのことをよく考えて、ご自分に相応しいレンズを選んでください。

私たちの脳は順応性がきわめて高いので、やがて脳の補正作用がはたらくようになり、次第に眼内レンズも気にならなくなります。どうしても多焦点レンズの見え方に慣れることが難しければ、レンズを取り換える手術も可能です。

③焦点深度拡張型眼内レンズ（口絵Ⅰページ参照）

これまでのレンズの欠点を補うために開発され、最近実用化されるようになったのが焦点拡張型です。光学的なテクノロジーを用いてピントの合う幅を拡張してあります。

表1-1　眼内レンズの長所と短所

単焦点レンズ	多焦点レンズ	焦点拡張型レンズ
見え方の質がよい	若干くっきり感に欠ける ハローグレアが起こる 暗いところで見えにくい	単焦点レンズに近い見え方
ピントは1ヵ所	ピントは2あるいは3ヵ所	広い範囲にピントが合う
眼鏡は頻繁に必要	眼鏡はあまり使わない	近いところが若干見えにくい
健康保険が適用	費用が高額 （先進医療指定＝一部除外）	費用が高額 （先進医療指定＝一部除外）

従来の多焦点眼内レンズに比べるとコントラスト低下の度合いが少なく、よりくっきりと見えます。またハローグレアも軽減するため、夜間運転などの機会が多い人にはメリットが大きいでしょう。ただし、近いところは若干焦点が合いにくく、読書など手もとの作業をするときには、老眼鏡を必要とすることもあります。

焦点深度拡張型眼内レンズも多焦点眼内レンズ同様、保険適用にはなりませんが、「先進医療」として認可されています。ただし、特殊な眼内レンズは自費になります。

先進医療とは「高度な技術を用いた治療」と厚生労働省が認めたもので、眼科では焦点深度拡張型眼内レンズを含む、多くの多焦点眼内レンズがその対象です。先進医療認定施設（厚労省ＨＰ「先進医療の概要について」参照）で手術を受けると、手術料は全額自己負担となりますが、手術前後の診察料、投薬料などは健康保険の対象になります。

また民間保険の先進医療特約に加入している方は、自己負担金が全額給付される場合もあります。

●白内障手術の最新技術

白内障手術はこれまで、「麻酔」「手術法」「眼内レンズ」の三つの面で大きな進歩を遂げてきました。その結果、ほとんど痛みなしで水晶体を破砕吸引し、代わりに眼内レンズを入れて視力を取り戻すことが可能になりました。

医療テクノロジーの進歩は、失われた機能を高度に回復し、また手術による患者さんの心身の負担を軽減するのにも大いに役立ってきました。次に紹介するのは、そういう意味で最も注目されている白内障手術の最新技術です。

◎フェムトセカンドレーザー白内障手術（FLACS＝口絵Ⅱ・Ⅲページ参照）

白内障の手術で最も重要なポイントは、水晶体を包んでいる前嚢を丸くくり抜き、その孔から挿入した器具で水晶体を破砕吸引するプロセスです。顕微鏡下で行う繊細な作業で、どんなに熟練した医師でも毎回同じ結果を出せるわけではありません。最新の白内障手術（FLACS）では、この難しいプロセスをフェムトセカンドレーザーによって行います。

フェムトセカンドレーザーの〝フェムトセカンド〟は、フェムト秒という時間の単位で、1000兆分の1秒をあらわします。フェムト秒単位という超短時間で、近赤外線レーザーを照射します。それによって、きわめて高い精度での前嚢切開が可能になりました。また通常のレーザー照射と違って熱も発生しないため、まわりの組織にダメージを与えることもありません。さらに前嚢の切開に用いるだけでなく、次のステップで行う水晶体の破砕にも使います。

装置に内蔵された前眼部OCT（光干渉断層計＝126ページ参照）が角膜や水晶体の

状態を高精度に読み取り、そのデータにもとづいて手術を自動的に実行します。人の手によるマニュアル操作と比べると、正確かつ安全に行うことができます。

・コンピュータ制御の理想的な前嚢切開

眼内レンズをしっかり装着するには、前嚢にあける丸い孔をできるだけ正円に近づけることが重要です。挿入した眼内レンズを水晶体の嚢の中に固定しますが、正円に近くないとレンズの中心が定まらず、ずれが生じやすいのです。

一つしかピントのない単焦点レンズなら、多少ずれたとしても大きな問題にはなりません。しかしピントが複数の多焦点レンズでは、ずれによってピントまで変わってしまうことになります。それを防止するには、レンズを押さえる力が均等にはたらく真円が理想的なのです。

マニュアルの場合、常に正円に切開できるような医師はなかなかいません。名医の卓越した技術が、それを可能にしてきました。しかしこのシステムではOCTの3次元データをもとに、コンピュータがデザインした通りに嚢をくり抜きます。技術的に難しい名人芸を、誰でも可能な器機の操作にしてしまったのです。どの医師が行っても同じように、理想的な穴をあけられます。孔の変形などからくる、術後のレンズのずれや傾きが最小限に抑えられるようになりました。

・安全な核の破砕

水晶体を砕くとき問題になるのは、核の硬さです。水晶体の核は、白内障が進むにつれて硬くなりますが、あまり硬いと「水晶体乳化吸引法」では歯が立たず、「嚢外摘出法」という古い手術法に頼らざるをえませんでした。

しかしこのレーザーを使えば、そういうケースでも細かく砕けます。その照射法もオーダーメイド式に、患者さん一人ひとりの水晶体に合わせられます。きわめて微細に破砕できるため、吸引の際の超音波も最小限ですみ、振動が周囲の組織に与える負荷も大きく軽減されました。とても眼にやさしい手術と言えます。

このようにたいへんすぐれた手術法ですが、あらかじめ知っておくべきことがあります。レーザー照射の際、サクションリングという道具で眼球を吸引し固定しますが、その際の圧迫で白目に内出血を生じることがあります。通常、1週間ほどできれいに治ります。

また手術時間は、レーザー照射と手術室への移動で、通常の白内障手術よりも時間が長くかかります。と言っても増えるのは平均10分前後です。さらに当日の眼の状態によっては、通常の術式への変更を勧められることもあります。

ヨーロッパ白内障学会の調査では、フェムトセカンドレーザーを使った手術が、今や白内障手術全体の約20%を占めています。この手術には手術時間の延長や経済的負担の増加などの欠点はありますが、これまで手作業だった手術の重要プロセスを機械で行うことにより、仕上がりの均一さを実現し、手術の安全性確実性を増しました。

現在の日本では、フェムトセカンドレーザー白内障手術を行える医療施設はまだごく一部です。けれど近い将来、必ず増えるものと確信しています。なお、現段階では保険適用になっていません。

●白内障の手術治療のながれ

みなさんのまわりにも白内障の手術を経験した人がおられると思います。危険の少ない安全な手術であり、日帰りで簡単に受けられることなど、経験者の口を通して語られるのを耳にする機会もあると思います。ここでは手術までの検査・診断の流れと、手術前後の注意をお話ししておきましょう。

①診断の確定まで

白内障を疑って受診しても、診断が確定するまでにはいくつかの検査を受ける必要があります。

◎問診

どんな症状があるか、いつ頃その症状に気づいたかなどを聞かれます。また眼科以外の身体の病気、服用している薬についての質問もあるでしょう。

とくに大事なのは次の4点です。

・全身の病気（とくに高血圧、糖尿病、心臓病、アトピー性皮膚炎）の有無
・過去にスポーツでボールが眼に当たるなど、眼への外傷があったかどうか
・レーシック、ＰＲＫなどの近視や遠視、乱視を治療する屈折矯正手術を受けたことがあるかどうか
・飲み薬（とくにステロイド剤、血液をサラサラにする抗凝固剤。また男性の場合は、前

立腺の治療薬）を服用しているかどうか

◎視力検査

視力を測ります。白内障で視力が落ちてくるのは、病気がかなり進んでからです。裸眼視力と矯正視力を調べるので、眼鏡を使っている人は必ず持参してください。

◎コントラスト感度検査

通常の視力検査は、視力表の視標が読めるか読めないかで視力を判定します。その方式では視標がぼやけて見えても、かすんでいても「読める」と判定されます。実際は視力１・０でもよく見えているとは限りません。

白内障の場合、１・０の視力でも手術を受ける患者さんがいます。じつは私たちの見える、見えないには視力以外の要素もあり、その一つがコントラスト感度なのです。この検査では機械的に縞模様のコントラストを変えながら、模様を判別してもらい、コントラスト感度を測定します。

◎細隙灯顕微鏡検査

細隙灯顕微鏡とは、光を当てて眼球内を高倍率で調べるための器機です。点眼薬で瞳孔を広げておくと眼の中まで光が当たり、水晶体を立体的に、くわしく観察できます。どこに混濁があるかもわかり、病気の進行程度も推測できます。

◎眼底検査

眼の一番奥にある網膜を観察し、白内障以外の糖尿病網膜症や網膜剥離、また緑内障の有無を調べます。

◎前眼部OCTによる検査

OCT（126ページ参照）は、眼底の網膜を立体的な3次元データとして描き出すことのできる画期的な検査装置です。これまでは主として加齢黄斑変性や糖尿病網膜症など眼底の病気の検査・診断に用いられてきましたが、最近は前眼部の術前検査にも使用されるようになっています。

水晶体より前方部分を「前眼部」と呼びます。そこに含まれる角膜や水晶体の形状を、手術前に立体的に把握することで、白内障手術の術式や眼内レンズの選択に有効な情報が得られます。

◎角膜内皮細胞検査

角膜の一番内側にある角膜内皮細胞の形や数を調べます。角膜内皮細胞には角膜を無色透明に保つはたらきがあり、コンタクトレンズの不適切な使用などでその数が減ると角膜が濁ってきます。この細胞は、白内障手術でもある程度減ることがわかっています。したがって、検査の結果、この細胞の数が極端に少なければ、手術できなかったり、術式が変更になったりすることもあります。

②手術前に眼内レンズを選ぶ

診断が確定したら検査データにもとづいて、治療法の説明があります。すでにお話ししたように最新の手術でも、視力をもと通りに回復できるわけではありません。納得ゆくまで質問してください。

手術が決まると眼内レンズのタイプを選びます。医師と相談しながら、自分の仕事や趣味、生活習慣、つまりライフスタイルに最も相応しいタイプを選んでください。

レンズのタイプを決めたら、次はレンズの度数を決めます。そのために、瞳孔の大きさや、眼の奥行（眼軸長）、角膜のカーブ（角膜曲率半径）などを測定する検査を受けていただきます。

測定したデータをもとに複雑な計算を行って、眼内レンズの度数を決定します。その測定と計算に関しても「眼内レンズパワー測定装置」という、新しい技術が開発されており、従来の装置に比べ、きわめて正確に度数を割り出せます。

過去にレーシックやPRKなどの屈折矯正手術を経験した人の場合は、眼内レンズの度数の決め方が通常とは少し違います。必ず医師に申し出てください。

③術後に注意すること

現在主流である「超音波水晶体乳化吸引術」では、手術自体は15分前後ですみます。日帰り手術になって、患者さんの負担も大きく減りました。しかし傷口が完全にふさがるまでに1週間ほどかかるので、術後のケアはとても大切です。医師の指示を守って細菌感染などに注意してください。

とくに気をつけたいのは——。

・手術後のコンタクト使用は、1カ月は控えます。術前でもハードは3週間、ソフトなら

1週間は使わないでください。コンタクトを入れると、その圧迫で角膜のカーブが微妙に変形し、眼内レンズの度数決定に影響を与える可能性があるからです。

・手術した当日は眼帯をつけ、入浴も控えます。その後も1週間ほど保護用の眼鏡をかける必要があります。洗顔や洗髪も2～3日はできません。もちろん眼をこすったり、掻いたりは厳禁です。

・お酒は血管拡張作用があるので炎症が起きたり、眼底にむくみが出たりしやすくなります。術後、できれば数日禁酒してください。

・医師が指示する点眼薬は、手術前も手術後も忘れずにさしてください。術後の点眼はたいてい1日2～4回、2～3カ月は続けていただきます。

「超音波水晶体乳化吸引術」は合併症の少ない、きわめて安全な手術です。しかし手術である以上、術後の細菌感染による眼内炎といった合併症など一定のリスクはあります。病院で指定された検査日には必ず受診しましょう。

また次に述べる「後発白内障」という合併症が、数パーセントの割合で起こります。見え方がおかしいと気づいたら、早めに医師に相談してください。

●「後発白内障」のことを知っておこう

手術した人の数パーセントに後発白内障があらわれます。水晶体を吸い出したあと嚢の中に眼内レンズを挿入しますが、レンズの後ろ側にある後嚢が濁ってくるのが後発白内障です。手術後、白内障が再発したと誤解する患者さんもいますが、後発白内障は再発ではなく、手術に問題がなくても起こります。

専門的には「後嚢混濁」と言います。後嚢の混濁によって、光がさえぎられるので視力に影響が出てきます。

術後1～2年で濁りが出てくるケースが多く、早いものでは1か月後くらいから出ます。症状は「光が異常にまぶしい」「目がかすむ」など、手術前の白内障と似ています。

原因は手術後、嚢の内側に残された水晶体の上皮細胞の増殖です。大きな心配はいりませんが、視力低下が見られるようなら受診し、治療を受けてください。治療は、レーザー（YAGレーザー）を数分間照射するだけ。痛みもほとんどなく簡単に混濁を取り除くことができます。

コラム❷

白内障手術の後に見える世界は色あざやか

本文にも少し書きましたが、私が眼科医になりたての40年前の白内障手術は、日帰り手術があたりまえに行われる今日からは、想像もつかないものでした。今は点眼薬（目薬）ですむ麻酔も、当時は眼のまわりに3本も注射を必要とするケースがありました。

さらに術後1週間ほど入院しなければなりません。手術当日は絶対安静のため、人によっては頭の両側を砂のうで固定したり、トイレに立てないので導尿用のチューブをつける患者さんもいらっしゃったのです。

そんな苦労をして手術を受けても眼内レンズのなかった当時は、ぶ厚い眼鏡をかけなければほとんど見えませんでした。今は、眼内レンズのおかげで患者さんもびっくりするほどよく見えます。術後、医師の白衣の白さに目を見張ったり、テレビ画像があまりにきれいなことに驚いたり。「テレビの映りが悪いからと、3台も買い替えたのに。手術代のほうがはるかに安かった」とおっしゃった患者さんもいます。

白内障の手術後、ご主人の顔を見たらずいぶん年をとっているのにびっくりした。さらに自分の顔を見たら、鏡の中の自分はもっと年をとっていたという笑えない話もあります。また手術前には見えなかった家の埃や小さなゴミにも気づくようになり、「手術したら急に口うるさくなった」と家族に煙たがられたという話も聞きました。

現在の白内障手術は、乱視矯正用の眼内レンズや多焦点眼内レンズを用いた場合、乱視や老眼も一緒に治す屈折矯正手術（老眼治療）にもなるので、なおさら術後の鮮やかな世界にびっくりするのかもしれません。

第2章

日本人の20人に1人がかかる「緑内障」

緑内障チェック

①新聞や本を読んでいると、よく見えない部分がある □
②視野の一部分がぼんやりしている、かすんでいる □
③雑踏で人にぶつかることが増えた □
④車の運転中、歩行者に気づかずハッとすることがある □

緑内障という病気を知る

●視神経がダメージを受ける

緑内障とは、視野が徐々に欠けていく病気です。

本書の冒頭（19ページ）に示した図・序－2を思い出してください。瞳孔から入ってきた外の光（明るさ＋色彩）は眼底の網膜にある無数の視細胞にとらえられます。視細胞がとらえた情報は、視神経線維と言われる視神経のコードを伝わって一カ所に集められ、そこから脳へ送り出されます。

視神経のコードはおよそ120万本と言われますが、120万本すべてが一本に束ねられ、曲げられ、脳へ向かう出口である狭い穴へ押し込まれてゆく場所が視神経乳頭です。視神経乳頭では大きな負荷が生じ、視神経はとても傷つきやすい状態になっています。そこにさらに〝高い圧力〟が加わると、視神経はその圧迫に耐えられず、ダメージを受けてしまうのです。

圧迫された視神経が損傷されると、その視神経が運ばなければならない視覚情報が脳に伝わらなくなり、そこに視野の欠けができてしまいます。視神経にダメージを与える〝高い圧力〟が、緑内障の原因とされる「眼圧」の上昇です。

●「眼圧」とは何か

次ページの図2－1をご覧ください。眼は球形にふくらんでいますが、それは形を支え

図2-1　眼の球形状のふくらみを維持する眼圧

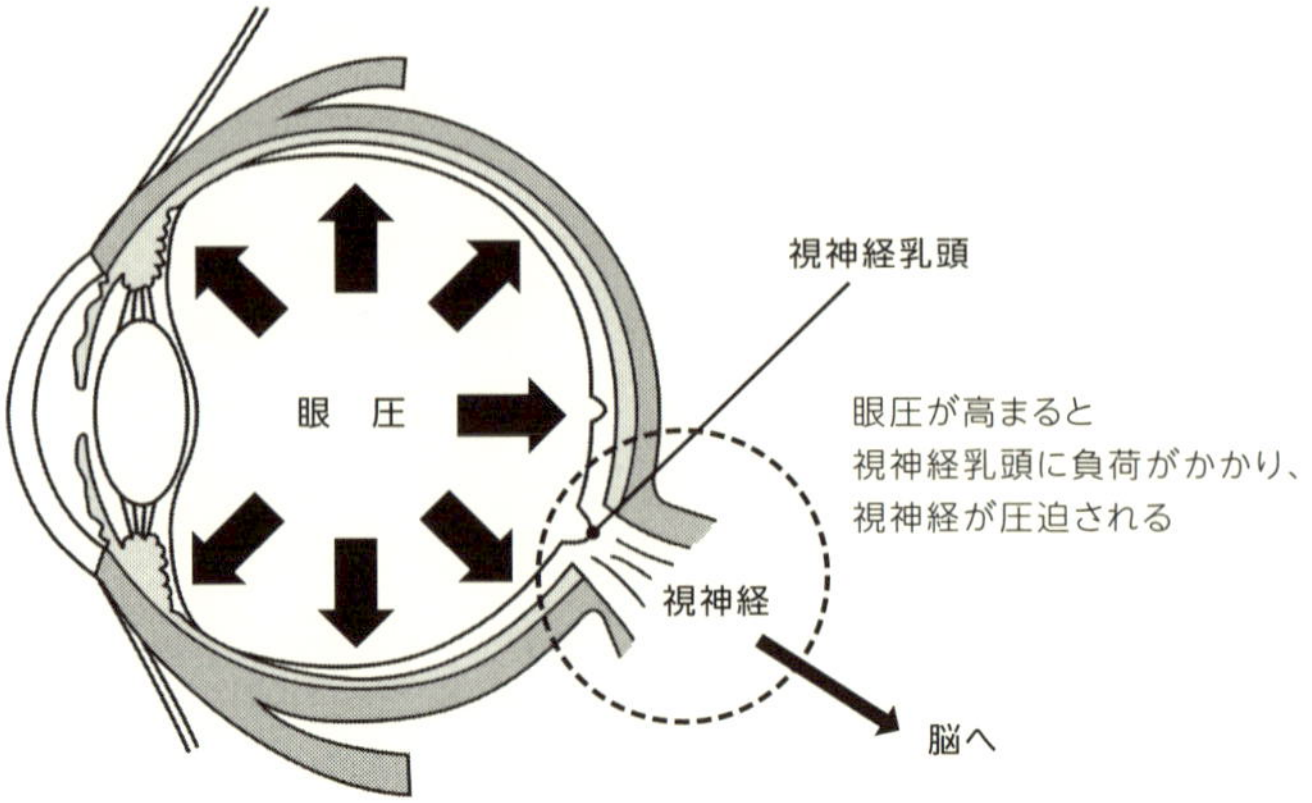
視神経乳頭
眼　圧
眼圧が高まると
視神経乳頭に負荷がかかり、
視神経が圧迫される
視神経
脳へ

る圧力が眼球内部ではたらいているからです。その圧力を「眼圧」と呼びます。別の言い方をすれば、眼圧とは眼球の硬さであり、その硬さを生み出しているのは、眼球に満ちている「房水」と呼ばれる液体です。

たとえば、軟らかなゴム風船も、空気をいっぱい吹き込むとゴムの内部に充満してくる空気の圧力で硬くなります。眼球も同じように、房水の量が増えると内側の圧力＝眼圧が高まって硬くなるのです。視神経乳頭を圧迫し、視神経にダメージを与えてしまうものの正体は、この眼圧です。

ですからこの病気の治療では、眼圧を下げることが何より大切になります。緑内障とは

「眼圧を下げることで、視神経や視野の障害を改善したり、進行を抑制できたりする病気」なのです。

●「眼圧」を下げることでダメージを防ぐ

緑内障とは、「視神経や視野に異常があり、眼圧を下げることでそれらの障害を改善できたり、進行を抑制できたりする病気」であるとされています。

もっとストレートに「眼圧が高い病気」と定義されないのには理由があります。つまり、眼圧が高ければ必ず異常が起こるとは限らないし、また眼圧が低ければ絶対に緑内障にならないとも言い切れないからです。

眼圧の正常値は10～21㎜Hgとなっています。しかしそれより高い眼圧でも緑内障の障害があらわれないケース（高眼圧症）もあるし、逆に正常値の範囲内におさまっているにもかかわらず、視神経が眼圧によるダメージを受けてしまうケース（正常眼圧緑内障）もあります。すなわち眼圧に対する視神経乳頭の抵抗力は、きわめて個人差が大きいのです。

したがって、正常な眼圧だから安心とは言えません。正常眼圧緑内障でもそのまま放置しておくと、一般的な緑内障同様、視野の小さな欠損に始まり、やがて視野全体が狭くなる視野狭窄となり、最後は失明に至ります。

やっかいなことに日本人には正常眼圧緑内障が圧倒的に多く、緑内障全体の8割を占めると言われます。視神経乳頭の抵抗力の弱い人が多いのです。そのような正常眼圧緑内障の患者さんでも、眼圧を下げることが治療の目的になります。

たとえば、眼圧を1㎜Hg低くするだけで視野障害のリスクは10％減り、眼圧を30％下げると、患者さんの8割は視野障害の進行がストップすると言われます。

●日本人の20人に1人が緑内障

昔は「緑内障になったら失明する」と言われて恐れられました。治療法が進歩した今日では早期に発見し、的確な治療さえ受ければ、病気の悪化にストップをかけることも可能です。しかし今でも日本人の視覚障害の28・6％を占め、原因疾患の第1位、毎年2000人もの患者さんが視力を失っている〝怖い病気〟であることに変わりはありません。

最近の大規模調査（多治見スタディ）では、40歳以上の日本人の20人に1人、70代では

10人に1人が緑内障であるという結果が報告されました。緑内障も成人病型の病気であり、加齢が最も大きな発症リスクです。

多治見スタディの報告で注目されたのは、調査で判明した緑内障の患者さんのうち、治療を受けていたのは10％にも満たなかったことです。しかも大半の人は自分の病気にまったく気づいていませんでした。

これはじつに恐ろしいことです。なぜなら緑内障は、視神経が損傷されることで視野異常をきたす病気ですが、視神経は一度損傷されてしまうと、二度ともとに戻らないからです。いったん欠けてしまった視界は回復できません。

ですから早期発見が何より大切なのです。視野が大きく欠けたり、視力が低下したりする前に発見し、適切な治療を受けることが大事になります。

緑内障には自覚症状がない

緑内障という病気は早期発見が大事ですが、困ったことに早期発見につながる目立った症状が緑内障にはありません。後でお話しする急性緑内障は別にして、眼が充血するとか眼が痛むといったこともありません。視力も初期には低下せず、すでに視野が欠け始めていてもそのことになかなか気づきません。

視野の欠損というと、視野のそこだけポッカリと真っ黒に欠けたり、真っ白な穴ができたりし、その部分が見えなくなると想像しがちです。けれど実際は、視野の一部がぼやける、かすむと感じる人が多いようです。

さらに発見を難しくしているのは、二つの眼があることです。片方に欠損があっても、反対側の目でカバーしてしまうのです。

また私たちの脳は、視野の欠けという異常をそのまま認めようとせず、これまでの経験から「そこはこうなっているはずだ」と類推し、補正する性質があることも、症状になかなか気づけない原因の一つです。

図2－2をご覧ください。新聞や本を読む際、注意深い人なら視野の一部にはっきり文字の見えないところがあることに気づくかもしれません。最初に欠損があらわれやすいのは、視野の中央から少し片側にずれたあたり。いわゆる「盲点」（22ページ「視神経乳頭」の説明参照）のまわりが多いとされています。

図2-2　緑内障による視野欠損（右眼の場合）

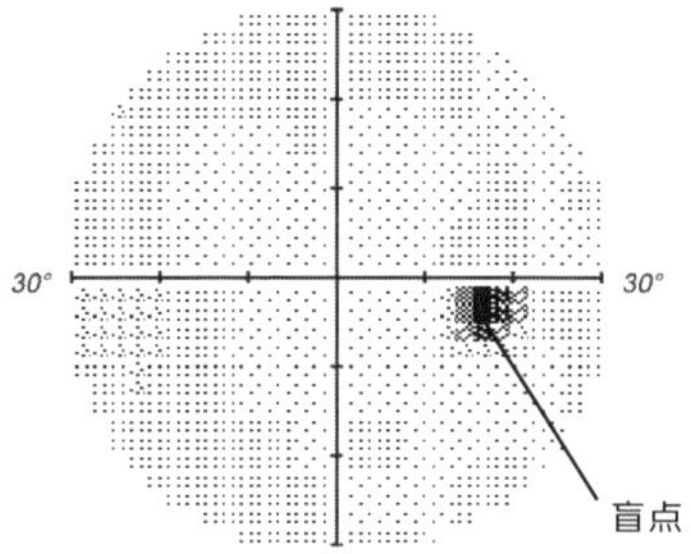

Ⓐ

初期の視野

黒い部分が視野の欠損だが、
盲点と重なっていて
ほとんどわからない

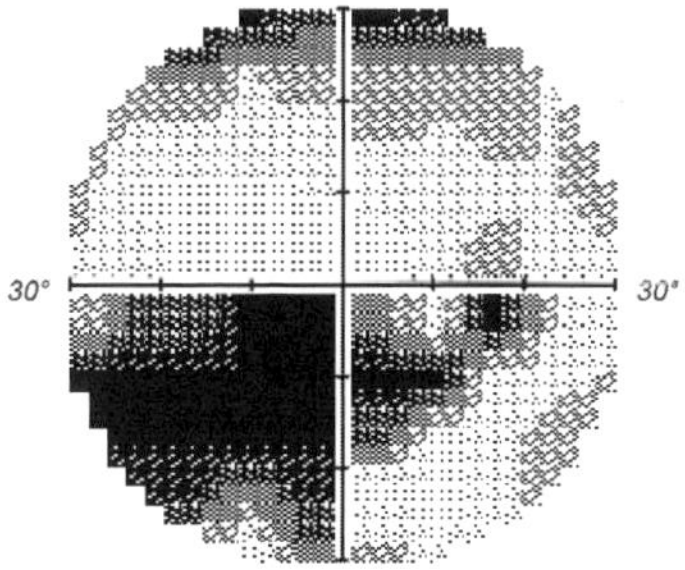

Ⓑ

中期の視野

中央から鼻側下方を
中心として、
視野の欠損が認められる

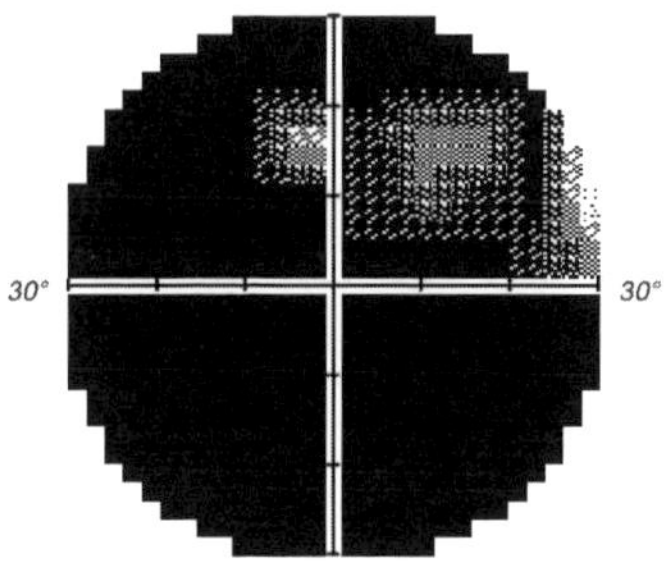

Ⓒ

進行期の視野

視野の
ほとんどの部分に
欠損が認められる

中期になると、ぼやけやかすみが広がってきます。けれど患者さんはまだ気づかないケースが多く、視野検査で異常が見つかったときは、すでに視神経の約50％が死んでいると言われます。

進行期では全体がぼんやりし、視野がますます大きく損なわれます。そのために歩きながらよく人にぶつかるとか、車の運転中に横から出てくる歩行者に気づかないなどの危険にも出合うようになります。

大きな視野欠損のある患者さんには、医師も視野検査の結果をお伝えし、どこが見えにくいのかを指摘し、ふだんから注意を払うよう指導する必要があります。

ただし視野が欠けるのは、緑内障だけの症状ではありません。脳動脈瘤や脳腫瘍、てんかんなどの脳の疾患でも、似たような視野欠損が起こります。検査の結果、脳外科を紹介することになった患者さんは、私のクリニックでも年に何人かいらっしゃいます。いずれにしても、視野の異常に気づいたら早急に検査を受けてください。

◎やってみよう緑内障の自己チェック

視野異常の自己チェック法がいくつかあります。簡単で、すぐにできるものを紹介しましょう。

テレビの「スノーノイズ」とか「砂嵐」と言われる、何も受信していないときのザラザラの画面を使います。デジタル放送ではスノーノイズがないので、地上波のアナログ電波を選んでください。砂嵐状のザラザラした画面が出たら、真ん中にシールなどで小さな印をつけます。

テレビ画面の対角線の長さと同じぐらい離れたところから、片目でその印をしばらく見ます。その状態で、画面のどこかによく見えない部分があるようなら、そこに視野の欠損が存在します。必ず片目ずつ行ってください。

自己チェックは簡易的もので、一つの目安にすぎません。40歳を越えたら、年に一度は眼科で検査を受けましょう。

●どうして眼圧が高くなるのか

眼球の中には「房水」と呼ばれる透明な液体が流れています。成分は血液と似ており、角膜や水晶体に栄養を供給するのが主な役目です。血液と違って無色なので、私たちが目にする外の色彩には影響ありません。

その房水の流れを、図2－3にある矢印が示しています。

房水は毛様体でつくられます。毛様体から、虹彩の裏側にある後房というスペースへ流れてゆき、虹彩をグルっとくぐるようにして表側のスペースの前房へと進みます。さらにその奥へ続く隅角へと流れ込んでいきます。隅角に流れ込んだ房水はシュレム管から外の静脈へ排出されますが、シュレム管の入り口には線維柱帯と言われるふるいがあり、それがフィルターの役目をはたしています。

毛様体から放出される房水の量と、線維柱帯を通ってシュレム管から排出される房水の量が同じであれば、眼圧は安定します。しかし何らかの原因でそのバランスが崩れ、眼球内の房水が増えてしまうと、空気を入れ過ぎたゴム風船同様、内部の圧力（眼圧）が上昇

図2-3　房水の流れ

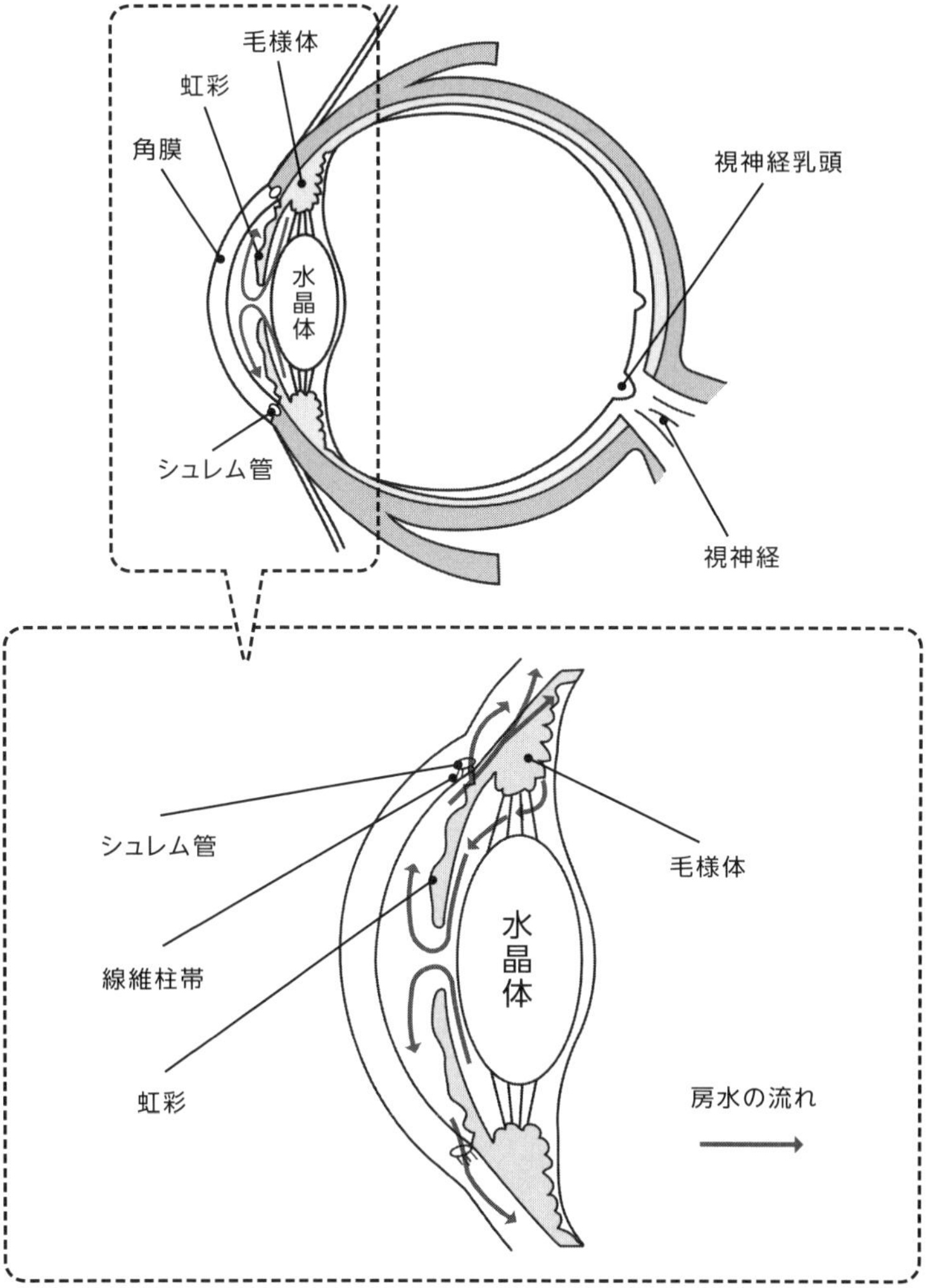

して、その圧迫を受けて眼底にあるデリケートな視神経乳頭の神経がダメージをこうむるのです。

●どのタイプの緑内障であるかを知ることが大切

房水の排出が滞る原因によって、緑内障はいくつかのタイプに分けられます。タイプによって治療法も異なるので、患者さんも自分の緑内障がどういうタイプであるかを理解しておいてください。

①原発性緑内障（口絵Ⅳページ参照）

「原発性」というのは、他の病気や薬物などによって引き起こされたものでなく、その部位に発病の原因があるという意味です。

・原発開放隅角緑内障

図2－4をご覧ください。シュレム管に流れ込み、そこから外に排出されるべき房水が、シュレム管の入り口でブロックされています。原因は、シュレム管の入り口で老廃物を濾過している「線維柱帯」の目詰まりです。そのため房水の排出がうまくいかなくなり、眼

図2-4　原発開放隅角緑内障

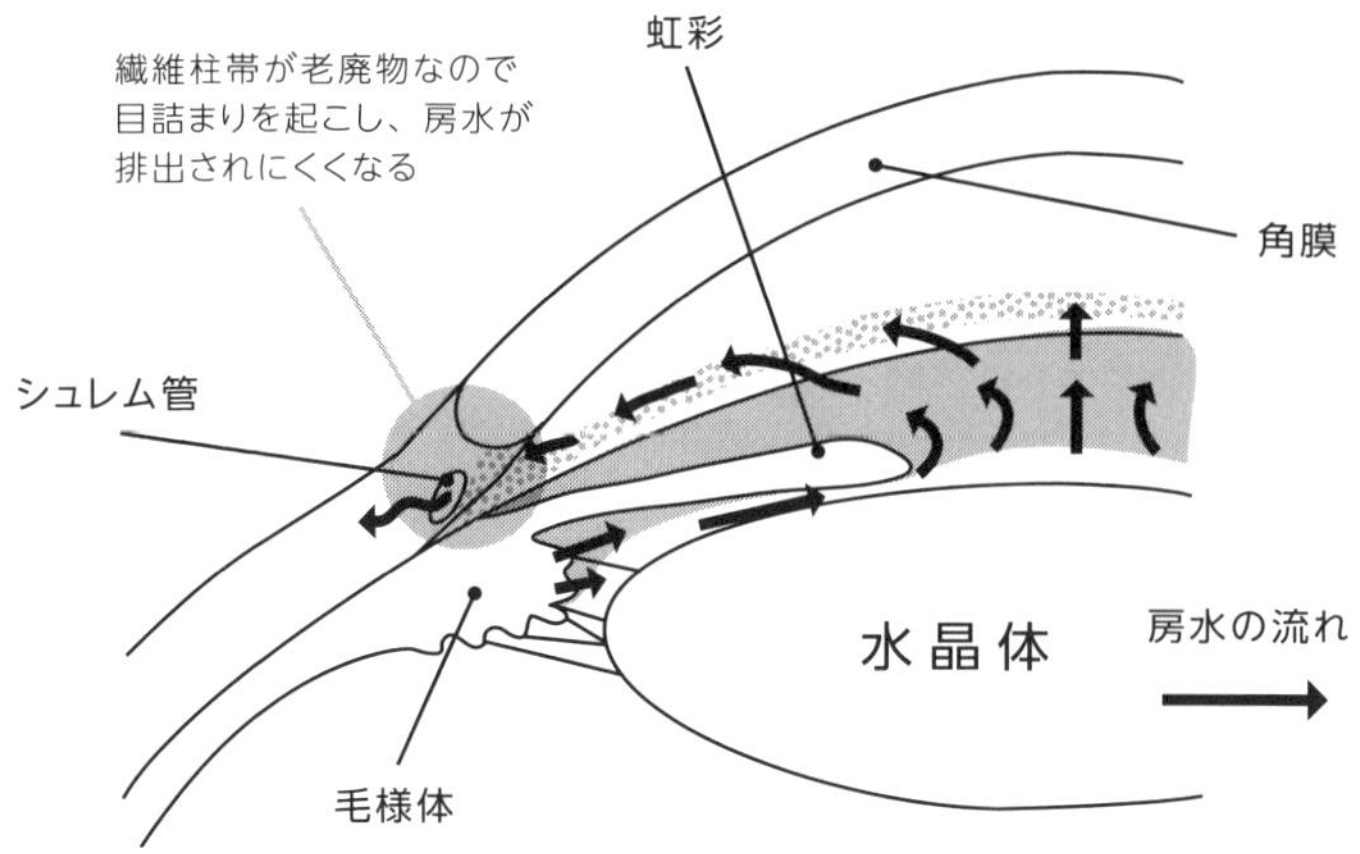

圧が上昇するのです。

これが原発開放隅角緑内障です。次に説明するもう一つのタイプと違い、房水の通り道である隅角が閉じていないことから、「開放隅角」という名前がついています。日本人の緑内障のうち9割は、この開放隅角タイプです。

すでにお話ししたように緑内障は、眼圧が正常値（10～21㎜Hg）を上回るものだけではありません。正常値内であるにもかかわらず、視野や視神経に障害があらわれる正常眼圧緑内障もありますが、そのほとんどは開放隅角タイプです。

図2-5　原発閉塞隅角緑内障

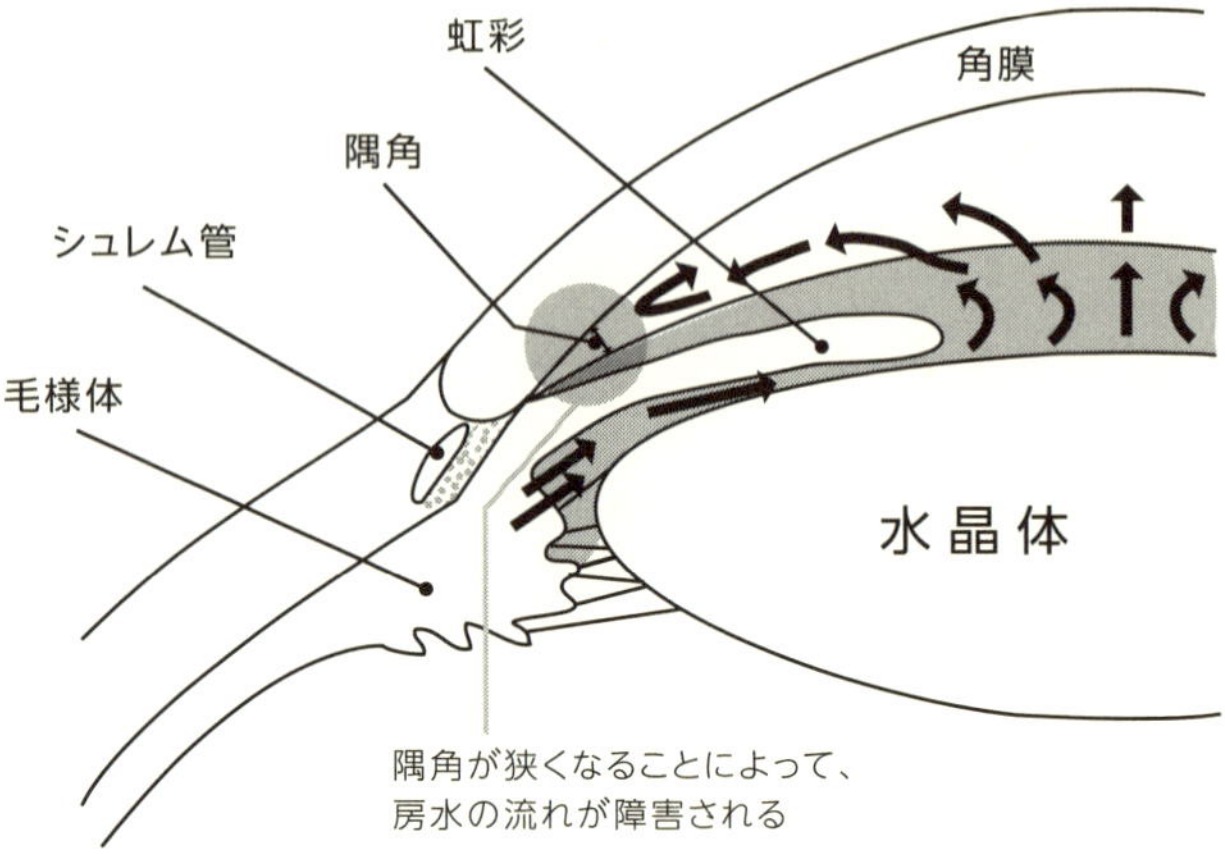

・原発閉塞隅角緑内障

先の「開放隅角」に対して、こちらは「閉塞隅角」の名がついています。つまり図のように隅角が狭くなり、閉じてしまうことで房水が排出されず、眼圧を上昇させるのが原発閉塞隅角緑内障です。

隅角が狭くなったり、閉じてしまう要因は主として二つあります。①房水の通り道である隅角がもともと狭くできている。そこに、②加齢によって厚みを増した水晶体に押されるかたちで、虹彩が前に出てくると隅角が閉じてしまうのです。

この閉塞隅角緑内障には、進行がゆるやかな慢性型と、隅角が完全にふさがって眼圧が一気に上昇する急性型があります。

◎急性緑内障の発作に注意してください！

急性型を急性緑内障と呼びます。眼圧上昇は急激で、10〜21㎜Hgで正常とされる眼圧が70㎜Hgにも達することが珍しくありません。そんな高い圧力にさらされると眼底の血管がつぶれ、血液不足に陥った視神経が死んでしまいます。

24時間以内に治療を受けないと失明の危険があります。急性発作の症状は、眼痛と頭痛、吐き気、急速な視力低下です。この四つの症状があったら内科や脳外科は後回しにし、とりあえず眼科を受診してください。最初に内科を受診したことで緑内障に気づくのが遅れ、失明してしまった患者さんもいます。

眼科ではただちに眼圧を下げる点滴を行い、虹彩にレーザーで房水を逃がす小さな孔をあけます。急性の高眼圧はこの治療でほぼおさまります。もともと隅角の狭い閉塞性緑内障の人は、急性発作を起こす可能性があることを覚えておくとよいでしょう。その意味でも自分の緑内障のタイプを把握しておくことが大切なのです。

表2-1　急性緑内障発作を誘発する成分（抗コリン剤）を含む薬

風邪薬	気管支拡張剤
抗ヒスタミン薬	消化器系内視鏡検査薬
睡眠薬	眼底検査の散瞳薬

発作のきっかけとして多いのは、明るいところから急に暗い場所に入る、薄暗い灯りで読書する、またストレスが高じるなど、瞳孔が開くことで虹彩が隅角をふさいでしまうのが原因です。また薬剤にも瞳孔を開く作用をもつ薬があり、注意が必要です（表2－1参照）。あらかじめ房水を逃がす小さな孔を、レーザーで虹彩にあけておく予防策も行われています。

白内障のある方は、白内障手術を行うことによって隅角が広くなり、緑内障発作を防止できます。

②続発性緑内障

原発性とは違い、他の病気や薬の影響で眼圧が上昇して起こる緑内障です。

ブドウ膜炎という眼の内部の炎症、糖尿病、白内障、網膜剝離、眼球内のがん、眼の外傷、ステロイド剤の使用などによって起こります。

とくに注意してほしいのは、使用される機会の多いステロイド剤によるステロイド緑内障です。ステロイドホルモンを含む薬剤を継続的に使用すると、防水の出口が変性を起こすことによって房水の排出をさまたげ、眼圧が上昇します。すなわち開放隅角タイプの緑内障になりやすいのです。全身にはたらきかける内服薬より、眼に直接作用する点眼薬（目薬）や軟膏のほうが、高リスクとされています。

アレルギー性皮膚炎や花粉症などに広く用いられる薬ですから、使うにあたっては緑内障の検査を受けてください。また長期間使用している人は、緑内障のないことを確かめるために、年に一度は眼科を受診してください。

対処法は、もちろん使用を中止することですが、ステロイド剤を中断するとアレルギー症状などを悪化させるリバウンド現象がしばしば起こります。自己判断で中断せず、必ず医師に相談してください。

表2-2 緑内障にかかりやすい人(緑内障発症の危険因子)

家族に 緑内障のある人	強度の近眼がある人 一般的に眼球が大きく、その分、 網膜が伸びて薄くなり、弱くなる
高齢者 加齢によって 視神経がもろくなる	遠視の人 傾向として眼球が小さく、 そのため隅角も狭くなる

・前視野緑内障(PPG)

検査技術が近年飛躍的に進歩したおかげで、これまでなら見つからなかったような、視神経のわずかなダメージまで発見できるようになりました。それが眼底を立体的に調べるOCT(光干渉断層計)検査です(126ページ参照)。

網膜の表面だけを見る従来の眼底検査ではとらえられなかった、まだ視野欠損が生じる前の段階にある視神経の、ごくわずかな異変までキャッチできるようになりました。「前視野緑内障」と呼ばれる、いわば発症前の緑内障です。

前視野緑内障を治療すべきかどうかについては、専門医でも意見の分かれるところです。選択は患者さんにゆだねるという眼科医も少なくありません。余談になりますが、治療するかどうかを患者さんに尋ねたところ、「それを決めるのが医者じゃないか」と言われたという笑い話もあります。

ちなみに平成30年1月に発表された日本緑内障学会の緑内障診療ガイドラインでは、前視野緑内障は「原則的に無治療」です。「ただし高眼圧であったり、緑内障の家族がいたり、また強度の近視など緑内障発症の危険因子（表2－2参照）のある人、またはより精密な視野検査により異常が検出される場合には、必要最小限の治療を考慮する」となっています。

・高眼圧症

正常眼圧緑内障とは反対に、眼圧は正常値より高いけれど、視野にも視神経にも何の異常も見つからないケースを「高眼圧症」と呼んでいます。

眼圧が高いというだけで、厳密には緑内障ではありません。けれど高眼圧症の患者さんの1～2％が、1年以内に原発開放隅角緑内障に移行するとされています。

米国での研究ですが、24㎜Hg以上の高眼圧症の人を2グループに分け、一方には緑内障の治療を行い、もう一方は治療しないまま経過を観察したところ、治療を行ったグループのほうが、そうでないほうより高い確率で発症を抑えられました。

そこでガイドラインでは、20㎜Hg代後半の眼圧を繰り返す人で、緑内障の家族がいたり、強度の近視など発症リスクの高いケースに関しては、点眼薬による治療を行ってもよいとされています。もちろんそうした危険因子のない高眼圧症に対しても、慎重な経過観察が必要です。

●緑内障の検査と診断

左記の表2－3は、緑内障の診断のために実施される検査のながれを示したものです。視力検査や眼圧検査は一般の健康検診や人間ドックにもありますが、それだけで緑内障の診断はできません。というのも緑内障で視力低下が見られるようになるのは視野欠損がかなり進んでからです。また日本人の場合は、眼圧は正常範囲にある正常眼圧緑内障が非常に多いのが特徴です。

したがって、視力検査と眼圧検査だけでは緑内障の確定診断はできないのです。緑内障

表2-3　診断のための検査の流れ

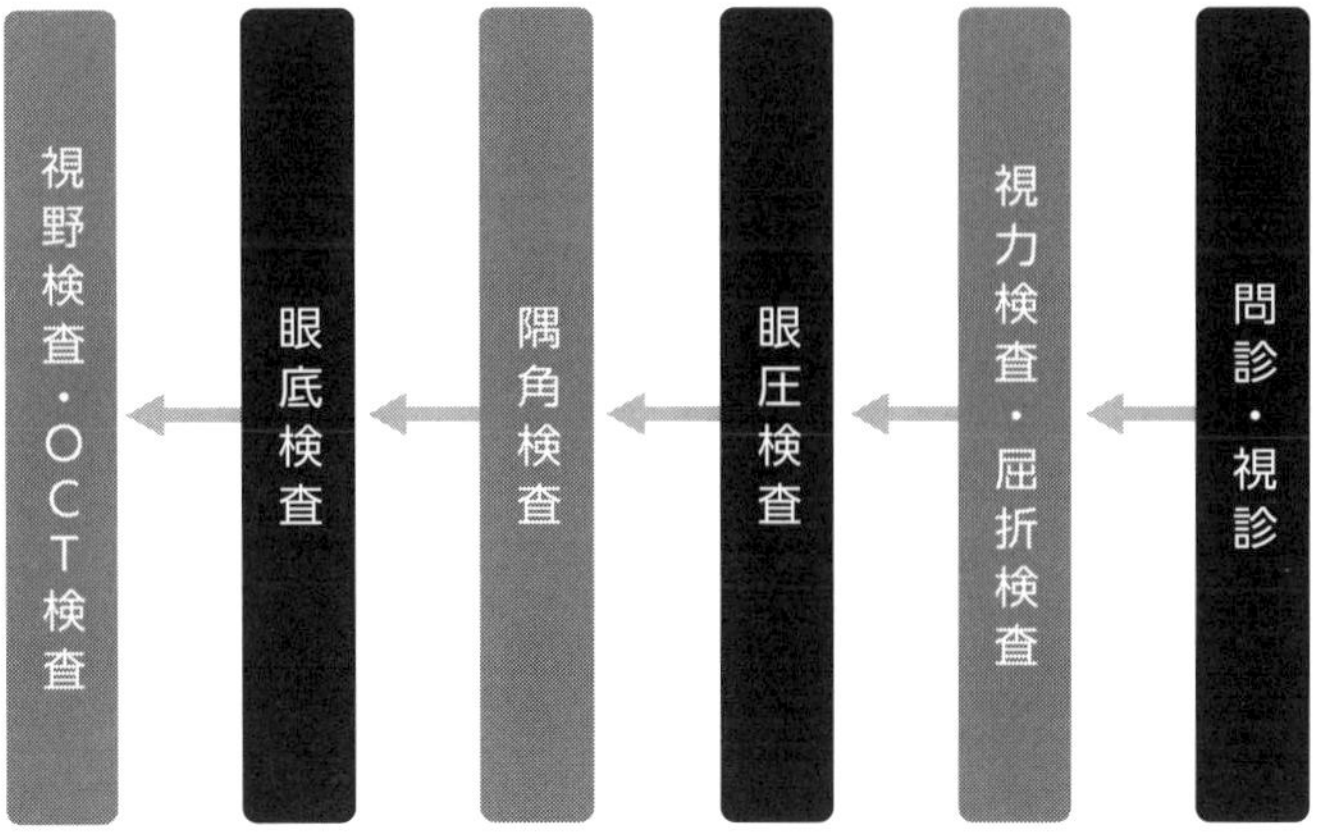

の疑いがあるときはもちろん、40歳を過ぎたら年に一度は、眼科で専門的な検査を受けてください。

眼圧検査

眼球内部の圧力である眼圧は、じかには測れないため角膜の圧力を測定します。点眼麻酔し、眼圧計を角膜に直接当てる「ゴールドマン眼圧計」や、麻酔を用いず、圧縮した空気を角膜に噴きつけて測る「空気眼圧計」があります。

眼圧の正常値は10～21㎜Hgです。実際には15㎜Hgぐらいでも視野や視神経に異常が生じる正常眼圧緑内障が多いので、診断の決め手とはなりません。

それでも診断・治療には欠かせない重要な検査です。とくに継続的に眼圧を調べることで、今行っている点眼薬などの治療が有効にはたらいているかどうかを確認することができます。

隅角検査

角膜と虹彩に挟まれた隅角の広がり具合を観察し、開放隅角緑内障か、閉塞隅角緑内障かを診断する検査です。隅角は外から見えないために、「隅角鏡」という特殊なレンズを接触させて行います。その結果次第で、治療法も大きく変わってくる大事な検査です。

また急性発作を起こしやすい隅角の狭いタイプとわかれば、次の眼底検査などで用いられる、発作を起こすリスクのある散瞳薬（眼球の内部を調べるために瞳孔を開く目薬）は使えないことになります。

最近は前眼部ＯＣＴという機器で、隅角を詳細に観察することが可能になりました。

眼底検査

眼底検査は、カメラのフィルムにあたる網膜の状態を把握するための検査です。眼は外から内部をのぞき込める唯一つの臓器であり、緑内障の場合は、散瞳薬を使って、とくに眼底の視神経乳頭を調べます。

視神経乳頭の真ん中に小さなくぼみが見られます。くぼみ自体は病変ではなく、健康な人にもあるものです。しかしそのくぼみが大きくなるほど、受けている眼圧の圧迫が大きく、そのために視神経が死滅するなどして激しいダメージを受けていると推測できるのです。その場合、検診等では「視神経乳頭陥凹拡大」と指摘されます。

眼底をよく調べるためには瞳孔を開いて観察するのが一般的です。散瞳薬を使うと、光が眼内に入り過ぎて異常なまぶしさを感じます。人によって違いますが、まぶしさは4～6時間続くので、そのあいだ車の運転はできません。

最近では散瞳薬を使わなくても網膜を広範囲に調べられる広角眼底カメラが開発されており、それを用いることもできます（124ページ参照）。

さらに詳しく検査するには、OCT（光干渉断層計）検査を実施します。OCTは、近赤外線を使って網膜や視神経乳頭の状態を立体的にとらえ、それをコンピュータ解析することで3次元の断層画像として示すことができます。内科のCT検査やMRI検査と同じような技術と思ってください。ただし放射線は出ませんので、まったく害はありません。これによって視神経の層の厚みや、視神経乳頭の形状が顕微鏡レベルではっきりわかるようになりました(口絵Vページ参照)。

従来の眼底検査では正確を期すために数回の検査が必要でした。しかしOCT検査なら視神経乳頭やそのまわりの視神経層の異常が、たった一枚の画像で正確に見分けられます。緑内障の診断や治療効果の判定が容易になり、患者さんの負担もずいぶん減りました。さらに、これまではとても難しかった早期発見が可能になり、先に述べた前視野緑内障を見つけることも可能になったのです。

視野検査

視野検査は、真っすぐ前方を見ているときに、上下左右どの範囲が見えているかを調べるものです。緑内障の診断に役立つのはもちろん、継続的に検査し、病気の経過や治療効果の把握が検査の目的です。

それぞれ役目の違う、三つの検査法を紹介します。

①静的視野検査（ハンフリー視野計、オクトパス視野計）：もっとも普及しているコンピュータ制御の自動視野計です。のぞき込んだ画面上のさまざまな位置にさまざまな光が点滅し、それを知覚できるかどうかを調べて、どこに視野の欠損があるかを探ります。患者さんが行うのは、小さな光が見えたらボタンを押す作業だけです。主として緑内障の早期診断や緑内障とされた患者さんの経過観察に用いる検査です。

②動的視野検査（ゴールドマン視野計）：初期に異常があらわれやすい視野の中心部を調べる静的視野検査に対して、動的視野検査は中期以降の重い緑内障で、周辺部に広がった欠損を検出するのに適しています。

③ＦＤＴによるスクリーナー：通常の視野計で異常が検出されるときは、すでに視神経細胞の50％以上がダメージを受けていると言われます。もっと早期に視野の異常を見つけるために行われるのがこの検査です。網膜神経節細胞の一種であるＭ細胞は、緑内障の初期段階でいち早く障害されることがわかっています。ＦＤＴスクリーナーは、Ｍ細胞に選

択的に作用し、そのはたらき具合を調べることで初期の緑内障を発見します。数分で終了する検査なので患者さんの負担にはなりません。

緑内障の治療法を知る

●眼圧を下げるのが治療の目的

緑内障とは、「眼圧を下げることで改善できる、あるいは進行を抑えられる病気」です。したがって眼圧を下げることが、緑内障治療の目的です。

正常眼圧緑内障の場合でも目的は同じです。「正常」と言われる範囲の眼圧であっても、実際に視野や視神経に障害が生じています。その眼圧は、患者さんにとって高過ぎるのであり、それを下げる必要があります。

眼圧を下げるための治療として、「薬物療法」と「レーザー治療」「手術療法」の三つの方法があります。基本となるのは薬物療法で、患者さんの8割は点眼薬による治療を受けています。レーザー治療や手術療法を選択するかどうかは、緑内障のタイプや病気の重さによって違ってきます。

開放隅角緑内障の場合は、薬物療法が一般的です。薬では眼圧が降下しないケースがあれば、レーザー治療が実施され、その効果を見極めたうえで手術を考えます。閉塞隅角緑内障の場合は、急性緑内障の説明（79ページ参照）で述べたように、発作を予防するためにレーザー治療を行うことが少なくありません。

薬物療法

緑内障の薬は、ほとんどが目薬タイプの点眼薬です。白内障や糖尿病網膜症に比べて緑内障は薬の効果が大きく、ケースによっては手術に匹敵するぐらいの効果が期待できます。8割前後の患者さんが薬を使っており、新薬の開発も盛んで新しい薬が次々登場しています。

・「目標眼圧」を設定する

薬を処方するにあたっては、最初に「目標眼圧」を設定します。視野や視神経へのダメージをなくすには、眼圧をどの程度まで下げるのがよいか、治療目標を決めます。患者さんの年齢、現在の眼圧、病気の進行度、緑内障の家族がいるかどうか（家族歴）、また糖尿病など他のリスクの有無も考慮します。

たとえば、高齢の人ならそんなに厳しい目標でなくてもよいでしょう。一方これから長く眼を使うことになる若い人や、緑内障によってすでに大きなダメージをこうむっている人、また緑内障の家族歴や強度の近視などがある人は、より低い数値に目標眼圧を設定することになります。

・どのような薬を使うか

この目標眼圧に近づくように点眼薬を選びます。薬の効き方としては、①房水の排出を促進するタイプと、②房水の産生を減らすタイプ、③複数の薬を組み合わせた合剤に大別できます。

それぞれの代表的な薬としては、次のようなものがあります。

プロスタグランジン関連薬（タイプ①）：房水の排出を促す作用をもった薬です。体内にはプロスタグランジンＦａ２という房水排出を促進する物質があり、その体内物質をもとにしてつくられた薬です。現在使用されている緑内障の点眼薬のうちでは、眼圧降下のはたらきが最も大きく、第一選択となることの多い薬です。重い副作用の心配はほとんどありません。ただし、まつ毛が濃くなる、まぶたが黒ずむなどの副作用があります。

β遮断薬（タイプ②）：房水の産生を抑える作用のある薬です。房水がつくられるのは、毛様体にあるβ受容体が刺激されたときとわかっています。その受容体をブロックして、刺激を遮断してしまうのがβ遮断薬です。ぜんそくや慢性閉塞性肺疾患、心不全の患者さんには発作のリスクがあるため使用に注意が必要です。

炭酸脱水酵素阻害薬（タイプ②）：房水の産生に関与している炭酸脱水酵素を阻害することにより、房水の産生を抑えます。

ＲＯＣＫ阻害薬（タイプ①）：２０１４年にこれまでとは違うはたらき方をする新薬が登場しました。ＲＯＣＫ阻害薬という種類の薬に属する、「リパスジル」という点眼薬

アイファガン	キサラタン ハラバタンズ タプロス ルミカン	レスキュラ	トルソプト エイゾプト	グラナテック
α_2刺激薬 （房水産生抑制＋ 排泄促進）	プロスタグランジン 関連薬 （房水排泄促進）	イオンチャンネル 開口薬 （房水産生抑制）	炭酸脱水 酵素阻害薬 （房水排泄促進）	ROCK阻害薬 （房水排泄促進）
2回／日	1回／日	2回／日	2〜3回／日	2回／日

＋	＋／－	＋／－	＋／－	＋／－
＋／－	＋〜＋＋	＋／－	＋／－	＋＋
＋／－	＋／－	＋／－	＋／－	＋／－
＋	－	－	＋	＋＋
－	＋＋	＋／－	－	－
－	＋	－	－	－

－	－	－	－	－
＋	－	－	－	－
－	－	－	－	－
－	－	－	－	－

配合剤（β遮断薬＋プロスタグランジン）：ザラカム、デュオトラバ、タプロス

配合剤（β遮断薬＋炭酸脱水酵素阻害薬）：コソプト、アゾルガ

表2-4 主な緑内障点眼薬とその特徴

商品名	ピバレフリン	チモプトール チモプトールXE ミクラレ ミクラレLA リズモン ベトプティック	ハイペジール ミロル	デタントール
主な眼圧下降機序	交感神経非選択性刺激薬（房水排泄促進）	β遮断薬（房水産生抑制）	$\alpha_1\beta$遮断薬（房水産生抑制＋排泄促進）	α_1遮断薬（房水排泄促進）
点眼回数	2回／日	1〜2回／日	1〜2回／日	2回／日
局所副作用				
・結膜アレルギー・結膜炎	++	+／−	+／−	+／−
・結膜充血	++	+／−	+／−	+／−
・角膜上皮障害	+／−	+／−	+／−	+／−
・眼瞼炎	+	+	+	−
・睫毛多毛	−	−	−	−
・上眼瞼溝深化	−	−	−	−
全身副作用				
・徐脈	−	+	+	−
・血圧低下	−	+	+	+／−
・頻脈・血圧上昇	+	−	−	−
・気管支収縮	−	+〜+++	+++	−
備考	＋ 起きやすい　− 起きにくい			

（製品名グラナテック）です。プロスタグランジン関連薬と同じ排出促進効果をもっていますが、そのはたらき方がこれまでとは根本的に違います。

じつは房水の排出には、シュレム管という中心的なルートとは別に、補助的なルートがあり、プロスタグランジン関連薬はその補助的な排出を助ける薬です。シュレム管への排出を促す薬は、これまで一つもありませんでした。リパスジルは、シュレム管からの排出促進をはじめて可能にした画期的な点眼薬です。また視神経の血流改善効果もあることでも注目されています。

主として何種類かの薬剤を用いている患者さんに追加で使用します。使ってみた手応えとしては、「そろそろ手術すべきかな」と思うような患者さんにも効果があり、実際に手術の必要がなくなった例もありました。

合剤（タイプ③）：タイプ①の房水排出促進効果とタイプ②の房水産生抑制効果をあわせもった合剤です。これには「炭酸脱水酵素阻害薬＋β遮断薬」と「プロスタグランジン関連薬＋β遮断薬」の二つの配合例があります。

表5に緑内障治療に使われる点眼薬の種類とその特徴をまとめておきました。

・点眼薬の用い方

薬物療法のはじめは、1種類の薬で治療を始めます。第一選択薬としては、一般的にはプロスタグランジン関連薬が多いでしょう。はじめの薬で効果がなければ、種類を変えるか、作用の違う薬をあわせて用います。2種類、それでも足りなければ3種類の薬を組み合わせます。

ただし、患者さんが複数の点眼薬をさすときには、5分以上の間をおかなければなりません。これは不便であり、患者さんの治療への意欲を損うこともありました。そこで登場したのが、あらかじめ複数の薬を配合した合剤です。

その代表であるプロスタグランジン関連薬とβ遮断薬の合剤は、高い降圧効果が期待できます。しかし単剤から合剤に切り替えたとき、眼圧が少し上昇することがあります。これはβ遮断薬が単剤としては1日2回使用だったのに、合剤ではプロスタグランジン関連薬に合わせて1日1回の使用になったためです。決して合剤が合わないということではありません。最近は、1日1回ですむβ遮断薬との配合剤も出ています。

副作用を疑われる症状が出たら必ず医師に相談し、自己判断による中止は絶対に避けてください。そのためにも使っている薬の副作用は覚えておきましょう。

残念なことに今のところ、副作用のまったくない薬は存在しません。視野や視神経のダメージの状態によっては、眼圧に対する効果を優先し、「充血」などの副作用は我慢していただくこともあります。

余談ですが、「目薬1本で何週間くらいもちますか?」という質問をよく受けます。目薬1本の容量を5㎖、1滴を50μℓとすると100回分。これは無駄なく点眼した場合で、実際は難しいでしょう。患者さんによって、同じ1本で数日しかもたない人もいます。

◎目薬の正しい用い方

①手を洗う

②容器のキャップは上を下にして清潔な場所におく

③下まぶたを下に引っぱりその部分に1滴点眼する

④目頭を押さえて眼を閉じる

⑤こぼれた目薬はティッシュなどでふきとる

〔**注意点**〕

・目薬は1滴でよい（1滴は40～50μℓ、眼の水分をためる容量は30μℓしかないので1滴以上さしても無駄になる）
・まつ毛とまぶたには触れない（まつ毛にはさまざまな菌がいるので感染しやすい）
・他人の目薬は使用しない（家族内感染の原因になる）
・一度開封した目薬をしばらく使わずにいた場合、使用期間内であっても使わない（食料品と同じ）
・回数を守る（薬をさしすぎると点眼液に含まれる防腐剤により、角膜障害などを生じることがある）
・点眼後は目頭をそっと押さえる（点眼液が鼻に抜けると粘膜から吸収され、口の中に違和感が生じたり、成分が全身にまわり悪影響を及ぼす可能性もある）

図2-6　レーザー虹彩切開術

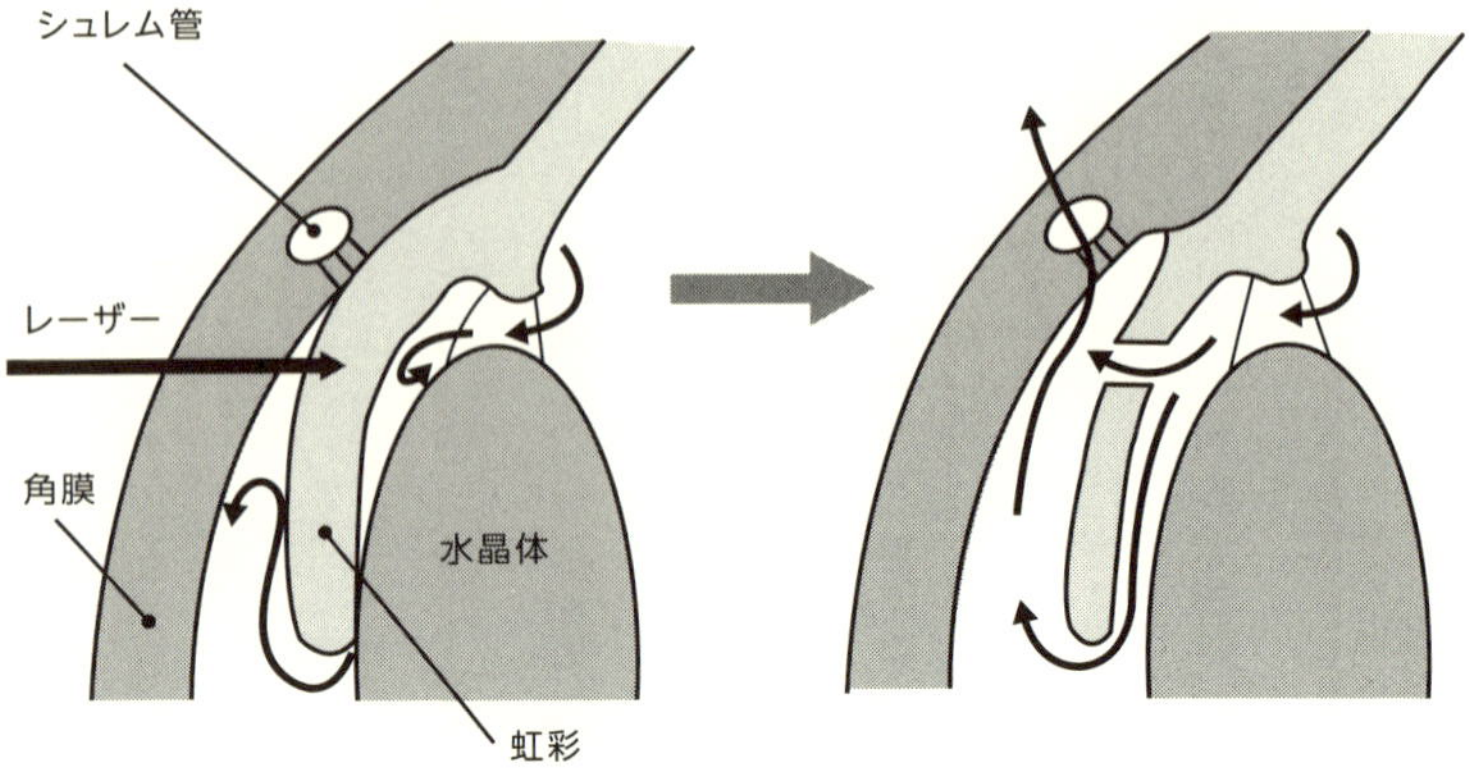

バイパスを通って房水が流れ、シュレム管から排出される

レーザー治療

緑内障のレーザー治療は、開放隅角緑内障で薬物療法が十分な効果をあらわさない場合や、閉塞隅角緑内障の急性発作時や急性発作の予防として行われます。

患者さんの苦痛も少なく、日帰り治療も可能です。まれに術後の炎症や高眼圧などの副作用も見られますが、大きな合併症はありません。安心して受けられる治療法です。

①レーザー虹彩切開術（図2－6参照）

閉塞隅角緑内障に対して行われます。とくに急性発作が起きたときや、発作を予防するための治療法です。虹彩の端っこに小さな孔をあけ、後房から前房へバイパスをつくり、後房の房水がシュレム管へ流れやすくします。
点眼麻酔を行ってから、特殊なレンズを角膜にかぶせてレーザーを照射します。治療に要する時間は5〜10分ほどです。

②SLT（選択的レーザー線維柱帯形成術）

開放隅角緑内障は、シュレム管の入り口にある線維柱帯というフィルターの目詰まりにより、房水が排出されなくなって起こります。レーザーを線維柱帯に照射して目詰まりをなくし、房水の流れをよくするのがこの治療です。

現在は、ヤグレーザーという低出力のレーザーを用いるのが一般的です。低出力のため組織に与えるダメージが少なく、繰り返し照射することが可能です。およそ70％の患者さんに効果があり、眼圧を20％程度下げると報告されています。所要時間はおよそ5分。痛みもほとんどありません。

ただしこのレーザー治療で緑内障が完治するわけではありません。レーザー治療後も点眼薬は継続的に用います。また、1年ほどで再び目詰まりが起きることが多く、その場合は再度のレーザー治療が必要になります。

③新型毛様体凝固術（CYCLO　G6レーザー）

「CYCLO　G6」というレーザー機器を用いた最新の治療法です。レーザーで毛様体を凝固することで、房水をつくる毛様体のはたらきを抑制し眼圧を下げます。

毛様体凝固術はこれまでもありました。しかし激しい痛みをともない、重大な合併症を引き起こすリスクも指摘されていました。この新しい術式では大きな合併症もなく、眼圧降下の効果も大きいことが報告されています。今後、期待される治療法です。

手術療法

点眼薬やレーザー治療でも十分な治療効果がなく、眼圧が下がらなかったり、視野や視神経の損傷が拡大するようなら、手術療法に踏み切ります。しかし緑内障は手術にまで至る症例は少なく、手術を実施しているのも主として大学病院のような入院施設のある医療機関です。

最近は、後述するMIGSという低侵襲緑内障手術が行われるようになり、より早期に手術に移行するようになっています。

手術にもいくつかの種類がありますが、大きく分けると①房水の新しい逃げ道をつくる手術と、②目詰まりを起こした排水路のフィルター（線維柱帯）の詰まりをなくす手術の二つに分けられます。代表的なものを紹介すると――。

①線維柱帯切除術（房水の新しい逃げ道をつくる）

後房と前房のあいだにある虹彩と、眼球を包んでいる外側の強膜に孔をあけ、後房→前房→眼球の外（まぶたの下）へと房水を排出させる、新たなルートをつくる手術です。手術のうちでは最も広く行われていますが、房水の流れ出る量を調整するために時間がかかり、数日の入院が必要となります。

②線維柱帯切開術（フィルターの詰まりをなくす）

詰まってしまった線維柱帯を切開することによって防水の排泄を増やす手術で、比較的軽いケースに対して行われます。

眼科に限らず、手術の切開創はどんどん小さくなっています。手術などの医療で生体がダメージを受けることを「侵襲」と言いますが、白内障手術や硝子体手術などは、侵襲を小さく抑える低侵襲化が進んでいます。

これまで低侵襲化が遅れていた緑内障手術でも、2012年頃から「低侵襲緑内障手術（MIGS）」が行われています。現在認可されているのは、電気ハリのような細い器具で線維柱帯やシュレム管を焼灼し、房水の流れを良くするトラベクトームという手術と、白内障の手術と同時に1㎜くらいのチタン製の小さなチップを線維柱帯に埋め込むiStentという手術の二つです。

他にもHydrusとかCyPass, InnFocus, Micro Shunt, XEN, μLOTなど、名前を聞いただけではわれわれ眼科医にもよくわからない手術が次々と開発されています。

③チューブシャント手術（房水の新しい逃げ道をつくる）

線維柱帯切除術でも改善しないときに検討される手術です。「チューブシャント」といわれるミニチューブを使って、強膜の外へ房水を排出します。チューブだけのものと、一時的に房水をためておくインプラントも一緒に埋め込むものの2種類があります。

●日常生活で気をつけること

毎日の生活の中で患者さんが一番気をつけるべきことは、通院を続け、定期的に検査を受けることです。痛みなどの自覚症状が乏しい緑内障の場合は、通院のモチベーションが下がりがちです。

実際、失明のリスクなどを懸命にお知らせするのですが、中断してしまう人が私の患者さんにもいます。何年か後に視力低下などの自覚症状があり、再び受診されたときは視野が大きく欠けていたりします。失われた視野は絶対にもとに戻りませんから、根気よく治療を続けてください。

その他の生活面では、明らかに緑内障に効果的である、あるいは明らかに悪い影響があると証明されたものはとくにありません。あまり気を病まず、かと言って油断せずに、じっくり治療に取り組むことが大切でしょう。

ただ視神経に限らず、たくさんの血液を必要とするのが神経です。喫煙は血管収縮により血行を悪くし、視神経もダメージを受けやすくなると考えられています。愛煙家の患者さんは、ぜひ禁煙してください。

コラム3

眼科のロボット手術

「私、失敗しないので」。人気医療ドラマ「ドクターX」の主人公のセリフです。外科手術の天才である彼女の名人芸には、最新の手術ロボットさえかないません。

現実でもロボットやコンピュータなど新しいテクノロジーの医療分野への進出には、目を見張るものがあります。眼科においてもさまざまなハイテクを駆使した先進的な装置が開発され、診断方法や手術の術式に大きな革新をもたらしています。

革新的な診断装置としては、本文でも述べたOCTやオプトスなど。また手術装置の代表としては、フェムトセカンドレーザーがあり、手術の天才でも難しかった操作が、安全かつ確実にできるようになりました。

さらに将来は眼球に手術器具を取り付け、インターネット回線を通じて遠く離れた場所にいる医師が手術するようなことも夢ではありません。

コラム4

眼科医が白衣を脱ぐ時

眼科医にとって、緑内障の薬を覚えるのは一苦労です。種類が多いうえに、各メーカーが違った製品名で売り出すのでなかなかやっかいです。さらに特許がきれてジェネリック（後発医薬品）になると、同じ成分の薬が別の名前で出ることになります。複数の薬を調合した合剤も少なくありません。副作用なども含め、それらをみんな覚えておくことはとても大変なのです。

しかし覚えておかなければ、患者さんの眼の状態に合わせた細やかな処方はできません。とくに緑内障の場合は、目標眼圧の実現のために、いくつも薬を変えたり追加したりしていくのが普通ですから、薬剤一つ一つを熟知している必要があります。

歳をとって記憶力が衰え、薬の名前がなかなか出てこなくなったり、忘れたり、覚えられなくなったら、そのときこそ白衣を脱ぐ潮時だと私は決めています。

第3章

失明者多発という恐い「糖尿病網膜症」

糖尿病網膜症チェック

〈自覚症状がほとんどないが、さらに進行すると〉

①髪の毛とか糸くずのようなものが動くのが見える □

②小さな黒いものが急にチラつきだす □

③光が点滅したり、稲妻のようにひらめいたりする □

〈合併症である黄斑浮腫を中期に起こした場合〉

④視野がかすむ、見えにくい □

⑤視野の中心がゆがんで見える □

〈後期に破局的な異変が起きたとき〉

⑥カーテンが下りたように目の前が急に暗くなる □

⑦視野が大きく欠損する □

糖尿病網膜症という病気を知る

失明する人が年3000人

糖尿病網膜症は糖尿病の合併症です。つまり糖尿病の悪化にともなって発症する病気で、糖尿病により過剰になった血液中の糖が、全身の血管にもたらす障害の一つです。眼の網膜に、その血管障害があらわれたものを「糖尿病網膜症」（以下、網膜症と省略）と呼びます。

網膜は、眼球の一番奥にある眼底をおおう薄い膜です。瞳孔から入ってくる光（明るさ＋色彩）をキャッチするために、そこにはたくさんの視細胞が並んでいます。カメラでいえば、フィルムの役目をはたすのが網膜です。眼底の毛細血管に障害が起こると網膜が損傷されて、その役目を十分はたせなくなります。

網膜症は進行すると、重大な視力障害を招きます。生活に多大な困難をもたらし、最悪の場合は失明に至ります。日本では、毎年3000人もの患者さんが網膜症のために視力を失っています。

視覚障害者の数では、緑内障、網膜色素変性に次ぐ第3位（12・8％）です。しかしトップの緑内障のうちには、網膜症が引き金となるタイプの緑内障（血管新生緑内障）による失明も多数含まれており、実際はこの数字以上に恐ろしい病気なのです。

●症状を自覚したときはすでに後期

網膜症が恐ろしい病気である理由は、失明する人が多いからだけではありません。病気がかなり進行するまで自覚症状がまったくないのです。「飛蚊症」「光視症」と呼ばれる症状を自覚するときは、すでに網膜症が進行した段階に入っています。

青空や白い壁を見ると、髪の毛とか糸くずのようなものが流れるように動く。眼球を動かすと小さな黒いものがチラつく。人によっては、それが小さな丸い輪や水玉だったりします。この病気の後期にあらわれる「飛蚊症」です。

蚊が飛びまわるようにうるさいことからこの名前がつきました。「ゴミみたいなもの」

「虫のようなもの」「すす」「煙」と表現する患者さんもいます。

また、実際には光るものがないのに稲妻のような光が見えたり、小さな光の玉が流れたり、点滅したり、あるいはキラキラする症状の人もいます。それを「光視症」と呼びます。光視症は脳の障害でも起こりますが、飛蚊症と一緒に出現するようなら網膜症の悪化を疑うべきです。

ただしこのような症状は、健康な人の眼にもあらわれることがあります。その場合のゴミや蚊の正体は、硝子体の濁りです。19ページの図・序－2にあるように前方にある水晶体と後方にある網膜のあいだのスペースは、硝子体という無色透明なゼリー状の組織で満たされています。歳をとると硝子体の透明度が徐々に失われて混濁し、飛蚊症が出てきます。そういう飛蚊症は、肌のシミなどと同じように生理的なものですから心配いりません。

しかし動くものが真っ黒だったり、急に数が増えたりするようなら、重大な出血や網膜剥離が生じている可能性もあります。大出血や網膜剥離は網膜症の末期の段階であり、「糸くず」や「蚊」に気づいたときは、すでに失明の危険が迫っていることもあるのです。

糖尿病の患者さんが飛蚊症を自覚したら、必ず眼科を受診してください。

また困ったことに、これらの破局的な事態は、徐々に生じるのではありません。短期間に一気に起こります。視力も急激に落ちます。1カ月の間に視力が極端に低下し、「急に眼が悪くなった」と訴えて来院するケースもあります。

「カーテンを下ろしたように目の前が急に暗くなった」と患者さんが言うときは、すでに大出血が起きてしまったあとです。

●糖尿病黄斑浮腫という合併症が起こると

網膜症には糖尿病黄斑浮腫という合併症があります。これは黄斑部という網膜の中心部分に、むくみが出てくる病気です。

網膜はしばしばカメラのフィルムにたとえられますが、フィルムのようにどこをとっても質的に均一なわけではありません。中心にある黄斑部には視細胞が集中しており、黄斑部のまわりとは〝見る能力〟が大きく違います。

黄斑部は直径1・5～2㎜の小さな部分ですが、そこが私たちの視力を左右していると言っても過言ではありません。したがって、黄斑部に病変が生じると周辺部分よりも自覚症状が出やすいのです。

「目がかすんで見えにくい」「物がはっきり見えない」「視野の中心がゆがんで見える」。視野の中心がゆがむので、「読もうとする字がよく見えない」「人の顔がゆがんで見える」と言う患者さんもいます。

ときには網膜症の早い時期にあらわれ、大きな視力低下をもたらすこともあります。糖尿病の患者さんはこの病気のサインを見逃がさず、少しでも異常を感じるようなら眼底の検査を受けましょう。

50代60代の糖尿病患者のうち4割は網膜症を発症する

現在、日本には「糖尿病を強く疑われる人」が1000万人いると推計されます。「糖尿病の可能性を否定できない人」を含めると2000万人。明らかな糖尿病の患者さんは12人に1人で、境界型も含めた糖尿病と糖尿病予備軍は、今や日本人の6人に1人に達する計算になります。

ご存じのように糖尿病は、血液中の糖分が過剰になる病気です。その原因は、膵臓から分泌されるインスリンというホルモンの不足や、そのはたらきの低下です。

私たちの活動のエネルギー源である糖は、血液によって全身の細胞に運ばれ、細胞の中でエネルギーに変換されて消費されます。細胞内でエネルギーになるには、細胞に取り込まれなければなりません。細胞が糖を取り込むときに、インスリンの助けが必要になるのです。インスリンがなければ、細胞は糖を取り込めません。

糖尿病の患者さんの場合は、何らかの原因でインスリンの分泌量が不足したり、はたらきが悪かったりするために、細胞に入り込めなかった糖がどんどんたまり、血液中にあふれて濃度が高くなる、すなわち高血糖になるのです。

血液中の過剰な糖分は行き場を失い、血管組織に沁み込みます。沁み込んだ糖は血管組織を糖化し、劣化させます。一般の細胞は、新陳代謝で絶えず新しく入れ替わっているので、糖による影響をあまり受けません。影響が大きいのは、細胞が入れ替わらない血管や神経の組織で、それらには糖化のダメージが次第に蓄積します。

その結果、あらわれてくるのが「糖尿病の3大合併症」と呼ばれる病気です。腎臓の微細な血管が損傷されて起こる「糖尿病腎症」、足などの神経が正常にはたらかなくなる

「糖尿病神経障害」、そして「糖尿病網膜症」の三つです。

こうした合併症を未然に防ぐには糖尿病をしっかり治療し、血糖を低く抑えることが何より大切です。血糖コントロールが悪く、血液中の糖分が高い状態が続くと、一般的には数年から10年ほどでこれらの病気が出現します。

これらの合併症は一度あらわれると、もとに戻せません。高血糖が改善されない限り、さらにどんどん進行します。最終的には人工透析や足の切断を余儀なくされることも珍しいケースではありません。網膜症の場合は、やがて重大な視力障害や失明を招くことになるのです。

糖尿病の患者さんのうち、網膜症にかかる人は約15%とされます。50～60代にかぎれば、糖尿病患者の約40%。きわめて高い確率と言わなければなりません。

●3段階で悪化する

糖尿病の合併症はどれも、はじめはゆるやかに進行します。網膜症の場合、糖尿病の診断から11～13年で発症する人が23%です。15年を経過すると60%以上に跳ね上がります。

さらに診断から10年以上になると、この病気の最終段階である「増殖網膜症」にまで進んでしまう患者さんが3％ほどいます。

網膜症は次のような三つの段階を経て進行します。

・第1段階：単純網膜症

この段階ではまだ自覚症状はありません。しかし網膜の異変はひそかに始まっています。一つは、網膜の毛細血管がふくらんでできる小さなコブ（毛細血管瘤）。また、劣化でもろくなった血管から小さな出血（点状出血）が見られたり、たんぱく質や脂肪などの血液成分がしみ出て白いシミ（硬性白斑）になったりします。

・第2段階：前増殖網膜症

いよいよ毛細血管が詰まり始めます。血管が劣化して血流が悪くなると、その部分から先への酸素や栄養の補給が滞るようになります。すると網膜の血流が悪くなった部分に、白くモヤモヤしたシミのようなもの（軟性白斑）が出現します。酸素や栄養が届かないために、神経線維が死んでしまったしるしです。

表3-1　糖尿病網膜症による失明の3パターン

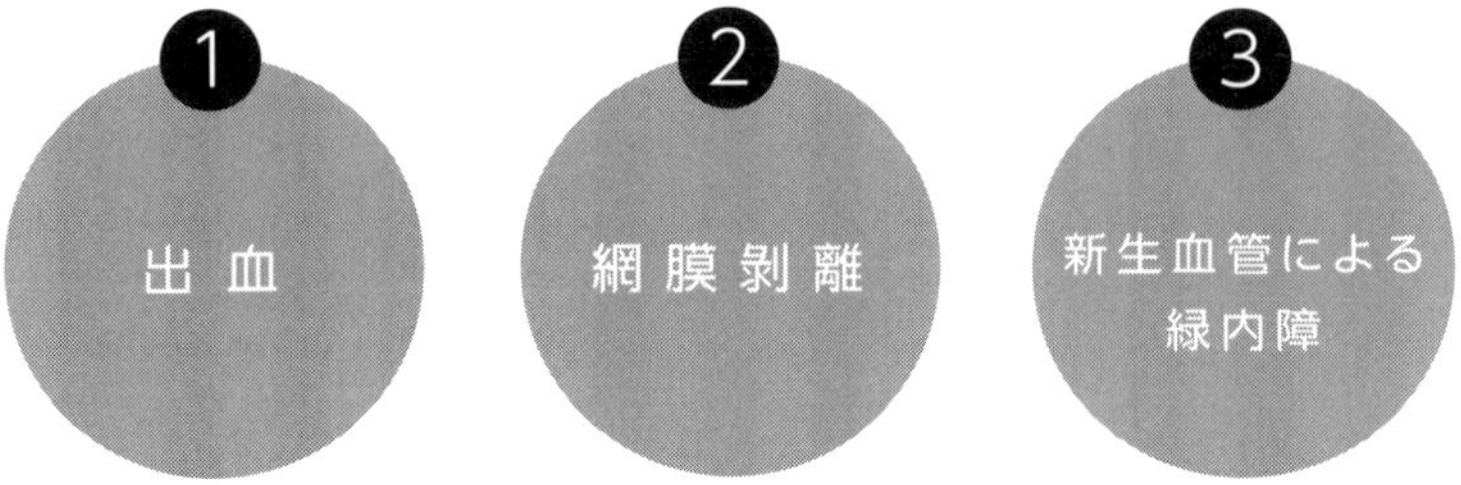

またボロボロになった毛細血管からにじみ出た血液成分が、網膜に染み込んだところはむくみが起こります。そのむくみが黄斑部に生じたものが黄斑浮腫です。

この段階でも自覚症状はあまりなく、病気は静かに進行し続けます。ただ黄斑浮腫が出た場合は、「目がかすむ」「中心がゆがむ」などの視力障害があらわれます。

・第3段階：増殖網膜症

毛細血管がふさがり、血流が途絶えてしまうと、そこより先にある細胞が酸素不足（虚血）の状態に陥ります。そのとき酸素不足で苦しんでいる細胞を助けるために、新しい血管が生じてきます（血管新生）。

新生血管は、急場しのぎでつくられた粗悪な血管ですから、破れて出血しやすく、血管壁も不完全なので血液成分がすぐに漏れ出てしまいます。さらに本来なら毛細血管のない網膜

図3-2　糖尿病網膜症の末期症状

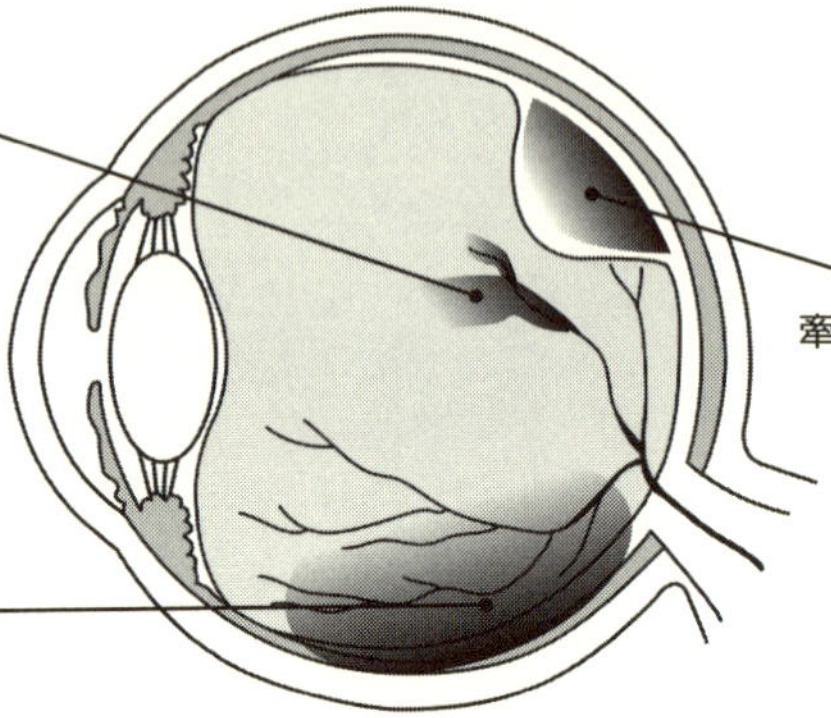

の表面や、網膜と接している硝子体にまで、所かまわず伸びていきます。

比較的大きな出血になるのは、硝子体に入り込んだ新生血管が破れたときです（硝子体出血）。出血した血液の影が黒くチラつき、蚊が飛びまわるように見える飛蚊症の症状があらわれます。しかし黄斑部に異常が及んでいなければ、この段階でも1・0の視力を維持する患者さんもいます。

これが大出血になると事情は違います。流れ出た血液が影となって光を大きく遮るので視力が低下し、ひどい場合は失明の可能性さえあります。

患者さんが口にする「カーテンを下ろしたように急に暗くなった」という言葉があらわしているのは、そういう大出血の瞬間です。

また出血した血液や、しみ出た血液成分が固まると、網膜の上でかさぶたのような膜（増殖膜）になります。この増殖膜が縮んで一緒に網膜を引っ張ると、その部分の網膜が剝がれます（牽引性網膜剝離）。とりわけ視力の中心である黄斑部で剝離が起きた場合は、失明の危険が差し迫っています。糖尿病網膜症の末期症状です（図3－2参照）。

糖尿病網膜症の検査と診断

●定期的に検査を受ける必要がある

内科で「糖尿病」と診断されると必ず眼科受診を勧められます。その後も定期的に受診を促されるはずです。症状がまったくない初期や中期の網膜症は、気づかないうちに病気が進行してしまうからです。しかも末期の破局的な状況への移行は急激です。一気に悪化しますから定期的な検査を続ける必要があります。

糖尿病学会が提唱する定期検査の間隔を表にしておきました。たとえ面倒でも、このぺースを守ることが、失明の脅威から眼を守ることになります。

しかし痛みや不快感などの自覚症状がないため、網膜症の患者さんは一般に、自分は病気であるという意識が薄く、通院も怠りがちになる傾向があります。本体の糖尿病もそうですが、病気であるという病識を持つところから治療は始まります。

表3-1 ステージ別定期検査の間隔

病期	間隔
糖尿病と診断されたが網膜症のない人	6〜12ヵ月おき
単純網膜症（毛細血管のコブや点状の出血のみ）	3〜6ヵ月おき
前増殖網膜症（血管の詰まり、軟性白斑）	1〜2か月おき
増殖網膜症（新生血管があり、増殖膜ができる）	2週間〜1ヵ月おき

●眼底の状態を調べる検査

網膜の血管がどのような状態になっているかを調べます。眼は身体の外から血管の様子を観察できる唯一の臓器です。糖尿病の合併症であり、その状態を直接見られない「神経症」や「腎症」の進行具合も、網膜の血管を調べることである程度推測できます。

網膜の様子を調べる検査には、次の三つがあります。

◉眼底検査

網膜症の最初の検査は、人間ドックでも行われる「眼底検査」です。はじめに散瞳薬（瞳孔を開く目薬）を点眼し、瞳孔が開くのを待ってから網膜の状態を調べます。毛細血管の壁がふくらんでできる毛細血管瘤や、血管からの点状出血、硬性白斑などが見つかれば、単純網膜症と診断されます。

散瞳薬で瞳孔が開くと、光が押し寄せるようなまぶしさを感じます。そのまぶしさは検査終了後も数時間続くので、車の運転などはできません。人によっては半日あまり続くこともあり、眼底検査を受ける際はそのことにも注意してください。

・無散瞳眼底カメラ

最近は、散瞳薬を使わずにすむ眼底カメラも広く用いられています。瞳孔が開かないと、眼の中は真っ暗です。そこで赤外線のフラッシュをたいて眼底を照らし出し、反射する光をカメラでとらえます。通常の眼底検査なら散瞳薬で瞳孔を開くのに30分ほどかかりますが、散瞳の必要がないので検査時間も短く、まぶしさで車の運転ができないといった不便もありません。

ただしこの眼底カメラでは、撮影できる網膜の範囲が30～50度と狭く、周辺部まではっきりとは観察できません。

・広角眼底写真撮影（Optos）

撮影範囲が狭い眼底カメラの欠点をクリアしたのが、「広角眼底写真撮影」です。瞳孔を開かなくても特殊な鏡を用いることで、およそ２００度の範囲で眼底の80％以上の領域を観察できるようになりました。

散瞳薬を使う従来の眼底検査も、実施されなくなったわけではありません。瞳孔を開いて直接のぞき込んだほうが、網膜の状態だけでなく、白内障の程度なども詳細に観察できます。糖尿病の合併症の一つに糖尿病白内障があるので、水晶体も一緒に観察できたほうがよいのです。

私のクリニックでは定期検査の患者さんには、利便性を考えて「広角眼底写真撮影」を行っていますが、散瞳薬を使用する従来の眼底検査も必要に応じて受けてもらいます。

●蛍光眼底造影検査

以上の眼底検査は網膜や、網膜に張りめぐらされた毛細血管を外側から観察するものです。けれど外から見るだけでは、血管の詰まり具合や血流の様子まではわかりません。それらを調べるために実施するのが「蛍光眼底造影検査」です。

特殊なフィルターを通した光を当てると蛍光を発する造影剤がありますが、それを腕静脈に注射し、網膜の血管を流れるところを撮影します。毛細血管瘤や梗塞があれば、その程度までよくわかります。

たとえば、血流が悪く虚血状態に陥った場所は、造影剤が届かないので暗く写ります。新生血管からの漏れなどは、しみ出た蛍光色素が白く写し出されます。血管の異常がひと目でわかってしまうのです。病変の診断だけでなく、レーザー治療や手術の適応を決める際にも用いられる検査です。

口絵Ⅵページに網膜症の蛍光眼底造影検査の写真があるのでご覧ください。

検査そのものは15分程度の所要時間になります。しかしその前に瞳孔を開く必要があり、術前30分ほど前に散瞳薬を点眼します。

◉OCT（光干渉断層計）検査

正面から網膜の表面をとらえる眼底検査は、毛細血管からの出血や漏れがあるかどうか、またその程度を調べるには適していています。けれど表面の様子からはなかなかわからない、網膜組織のむくみ（浮腫）の状態などは把握できません。

地中探査などで使うレーザースキャナーのようなシステムならば、網膜の断層面を画像にできます。ＯＣＴは、微弱な赤外線を網膜に当てて、その反射をキャッチすることで網膜を立体的にスキャンし、断層面を描き出すものです。網膜の厚みまでわかるＯＣＴの精巧な画像では、むくみの程度や状態まではっきりわかるのです。

とくに黄斑部がむくむ糖尿病黄斑浮腫になると、網膜症自体は早期でも中心部が損傷を受けて著しい視力低下を招くことがあります。網膜のむくみをとらえるＯＣＴは、黄斑浮腫の早期発見にとても役立ちます（口絵Ⅶページ参照）。

さらに最近は、従来のＯＣＴにはできなかった毛細血管の撮影まで可能にし、造影剤を使わなくても血管の狭まりや詰まり、また新生血管などを鮮明に画像化するＯＣＴアンギオという器機も登場しています。

ＯＣＴ検査は、今や眼科における重要な検査の一つです。他にも「緑内障」「加齢黄斑変性」「網膜剥離」などの診断や治療法の選択、治療の効果判定にも用いられています。

糖尿病網膜症の治療法を知る

●治療法は大きく進歩している

厚労省の報告によると１９９１年、糖尿病網膜症は日本人の視覚障害原因疾患の第１位でした。しかし今日では緑内障、網膜色素変性に次ぐ第3位に後退しています。近年、糖尿病・糖尿病予備軍の患者さんがすさまじい勢いで増え続けていることを考えると、網膜症の診断技術や治療法の目覚ましい進歩の結果と言えるでしょう。

たとえば、血管新生を抑えるレーザー技術が開発されました。そのレーザー照射も、コンピュータ制御することで治療効果は飛躍的に向上しています。最近注目されているのは、黄斑浮腫に対する画期的な注射薬の登場です。また手術療法でも新しい術式が開発され、患者さんの身体的負担を大いに軽減しています。

治療技術が進歩したことにより、以前は失明という最悪の事態を防ぐことが目的だった治療が、できるだけ視力を落とさない治療へと変わってきました。

レーザー治療

網膜症の悪役＝新生血管を阻止する光凝固術

主として中期（前増殖網膜症）や後期（増殖網膜症）で用いられるのが、レーザーによる「光凝固術」です。これは二つの目的で行われます。

・新生血管を凝固する

新生血管は非常にもろいために血液成分が漏れたり出血したりして、網膜にダメージを与えやすくなります。それを防ぐために新生血管をレーザーで凝固し、漏れや出血から網膜を守るのが第一の目的です。

・血管新生を抑える

新生血管という悪役が生まれないように、酸素不足（虚血状態）に陥って助けを求めている網膜をあらかじめレーザーで凝固し、血管新生を阻止するのが第二の目的です。これをやっておけば、将来大出血につながる硝子体出血や、網膜剥離を引き起こす増殖膜の生成も、それがまだ芽のうちに摘み取ることができます。

このとき虚血状態に陥った場所を見つけるために、蛍光眼底造影検査を実施します。光凝固術が登場するまで血管新生に対する有効な治療法はありませんでしたが、今では網膜症の中心的な治療として行われています。

けれどこれで網膜症の進行が完全に止まるわけではありません。患者さんの中には「レーザー治療を受ければ病気は治る」、あるいは「病気で悪くなった眼が、これで良くなる」と誤解する人もいます。

むしろ虚血状態にある網膜を凝固してしまうために、それだけ視細胞が減り、その分視野が暗くなってしまいます。網膜症の進行を抑制するのが狙いであり、視力が改善することはないと承知してください。

しかしこの段階でレーザー治療を実施しておかないと、血管新生が野放しになり、粗悪な血管がはびこり、その結果、大出血や網膜剝離を引き起こすことになります。そんな破局を招かないために、タイミングよく光凝固を行う必要があるのです。

口絵Ⅵページに、前に「蛍光眼底造影検査の写真」として挙げた症例をレーザー治療した後の写真があります。

●レーザー治療の最先端

◉パターンスキャンレーザー、マルチカラーレーザー

レーザー治療でのレーザー照射は、最高2000~3000発にも及びます。1発ずつ照射するこれまでの方法では、時間がかかるだけでなく患者さんにも、医師にも大きな負担となります。

パターンスキャンニングという最新の技術では、あらかじめ決められた照射パターンに従って自動照射します。照射の正確さはもちろんのこと、照射時間も短くなり大幅に効率化されました。従来のレーザーでは4~5回に分けて行っていましたが、この器機では2

回の治療で終了します。最近では顕微鏡をのぞく必要もなく、画面上で治療計画を立てて自動照射する器機も開発されています。

●マイクロパルス閾値下レーザー

これまでの光凝固術では、視細胞が集中する黄斑部への照射は、健全な視細胞まで傷つけ、〝見る能力〟の低下につながる危険がありました。この問題に、マイクロパルス閾値下レーザーは、レーザー波長を変える機能をそなえることで対処しています。黄斑部に対しては、低出力で繰り返し加熱する「閾値下凝固」を行うので、組織へのダメージを最小限に抑えられます。

抗ＶＥＧＦ療法（１３６ページ参照）と併用することにより、抗ＶＥＧＦ薬の注射回数を減らすことも可能です。

大出血や網膜剝離に対処する硝子体手術

手術療法に踏み切るのは、網膜症の後期です。増殖網膜症まで進み、破れた新生血管から硝子体に大出血したとき、あるいは増殖膜が縮んで網膜剝離を引き起こしてしまったときなどです。そのままにしておくと失明につながることから、「硝子体手術」が実施されます。

硝子体手術で、ある程度視力が戻る可能性はありますが、病気を治すとか、以前と同様に見えるようにするものではありません。

この手術の目的は二つです。①出血跡とともに硝子体を取り出す、②網膜剝離を引き起こす増殖膜を取り除く。

眼の白目（結膜）の部分に孔をあけ、吸引カッターを差し入れます。スムーズに吸い出すために別の孔から、眼の中を流れる房水（75ページ図2－3参照）に似た液体を灌流液として注入します。もともと硝子体は水分がほとんどのゼリー状の物質なので、この液体と入れ替わっても問題ありません。最近ではあける孔のサイズが、縫合の必要もないほど小さくなり、合併症のリスクも大きく減りました。

また、眼の中は暗いために手術の際は眼内照明が必要となります。図3－3のように照明用も加え、3本の管を挿入して行う複雑な手術です。

このように硝子体を吸い出したあと、増殖膜を除去します。増殖膜を切り取って吸い出し、剝がれてしまった網膜をもとの位置に戻してレーザーで焼きつけます。しかし一度の手術で網膜がもとに戻るとは限りません。入院も1～2週間という長期に及びます。

図3-3　硝子体手術

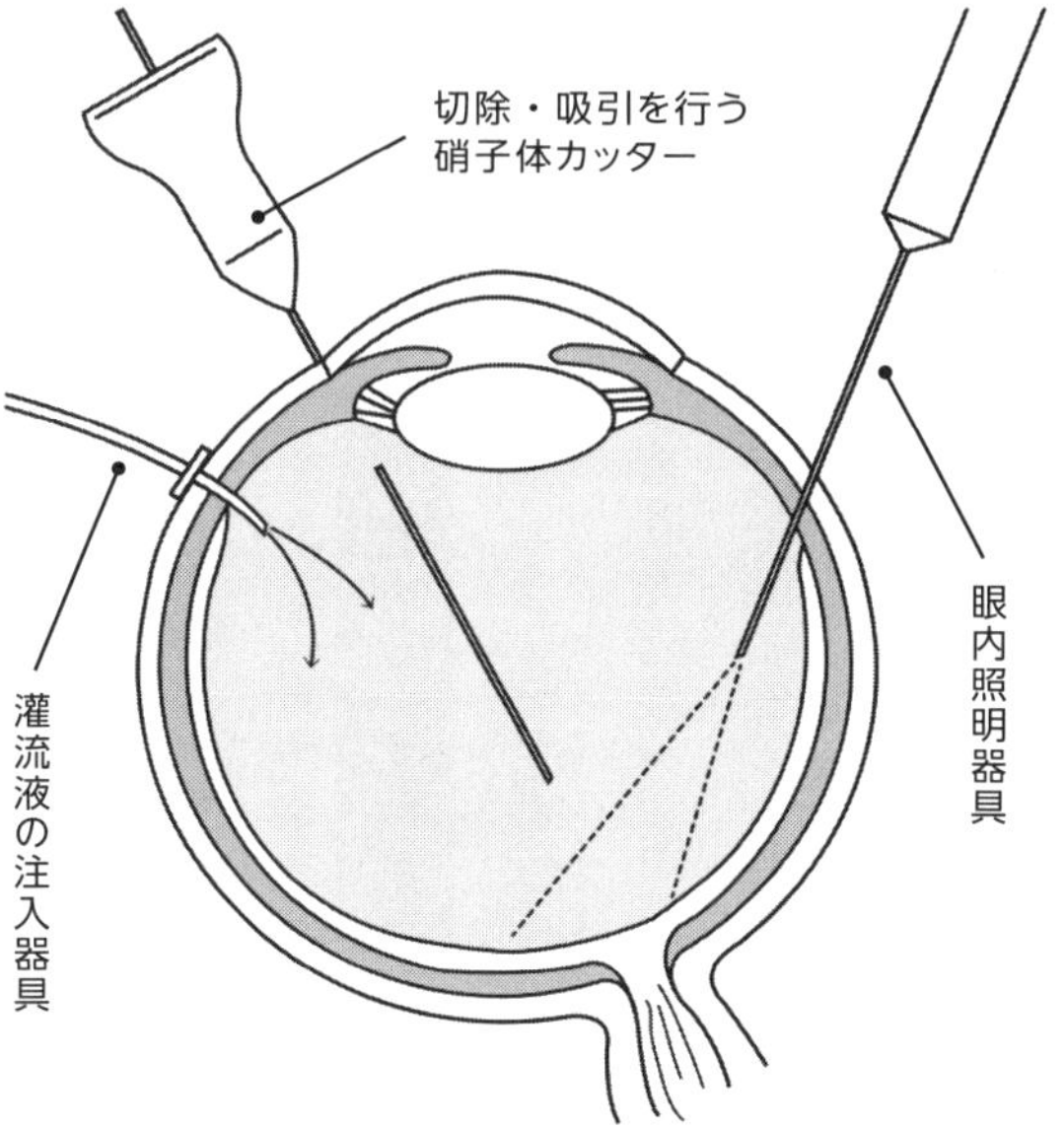

とても難しい困難な手術であることを考えると、ここに至る前に血糖コントロールに本気で取り組み、病気の進行にぜひブレーキをかけたいものです。

薬物療法（黄斑浮腫の治療）

●画期的な新薬が登場した「黄斑浮腫」の治療

血管から漏れ出た血液や血液成分が、網膜の中心にある黄斑部に貯留すると、黄斑部はむくんできます。網膜症の合併症である糖尿病黄斑浮腫です。

黄斑部は私たちの視力にとってとりわけ大事な場所なので、影響は小さくありません。ちょうどカメラのフィルムが水浸しになったようなもので映像がかすれたり、ゆがんだりします。その状態が長く続くと視力が大きく損なわれることになります。

以前は、有効な治療法のないやっかいな病気でした。レーザー治療や硝子体手術が行われたこともありますが、大きな成果があったとは言えません。

しかし最近になって、薬物療法に新たな展開がありました。ステロイド剤と抗ＶＥＧＦ

薬という2種類の薬の有効性が認められ、広く用いられるようになったのです。

●ステロイド療法

ステロイド（副腎皮質ホルモン）は、ご存知のように皮膚病やアレルギー疾患に用いられる薬で、抗炎症作用や細胞増殖抑制作用などのはたらきがあります。黄斑浮腫の治療では、毛細血管からの血液や血液成分の漏れをなくして、むくみを減らすことを目的に用いられます。

白目（結膜）からの注射ですが、点眼薬の麻酔をして行うので痛みはほとんどありません。

ステロイドには眼圧を上げる作用があるので、術後に眼圧測定の必要があります。また、わずかですが副作用により白内障が進行する患者さんもいます。

注射の効果は、人にもよりますが1回で数か月間持続します。むくみが再び出現するようなら、注射を繰り返します。次に紹介する抗ＶＥＧＦ薬と、どちらを選ぶかは医師の判断によりますが、一般的には抗ＶＥＧＦ薬による効果が限定的だったときなどに、次の薬として選択されます。

◉抗ＶＥＧＦ療法

抗ＶＥＧＦ療法は、ほぼ90％の患者さんで黄斑浮腫の軽減が見られる画期的な治療法です。「すごい薬が出た」というのが、現場の率直な感想でした。

ＶＥＧＦとは、黄斑浮腫の大きな原因とされる「血管内皮細胞増殖因子」という物質のことです。ＶＥＧＦは、血管をつくるのに必要な物質の一つですが、一方では粗悪な新生血管が増殖するのを促したり、健全な毛細血管を劣化させたりして血液が漏れやすくするなどの悪さをします。

黄斑浮腫の主犯とも言えるＶＥＧＦに作用して、その悪さをくい止めるのが抗ＶＥＧＦ薬です。日本では２００７年に承認されました。

口絵Ⅶページに０ＣＴでとらえた黄斑部断層面の「注射前」と「注射後」の写真があるので比較してみてください。むくみが明らかに改善しています。

抗ＶＥＧＦ薬の注射は、白目から行い、硝子体に０・05㎖の薬を注入します。あらかじめ点眼麻酔しますから、痛みはほとんどありません。注射自体は1分ほどですむ日帰り治療です。

ただし眼はいったん感染すると、菌が繁殖しやすいので注意が必要です。手術室のような清潔な場所で実施します。また治療の前後には、医師の指示に従って感染防止のための抗菌薬を点眼することになります。眼の術後感染症は失明のリスクも高く、必ず医師の指示を守ってください。

また脳梗塞や心筋梗塞といった病気がある場合は、いっそう注意深く投与する必要があるので、必ず医師にそのことを伝えてください。

抗ＶＥＧＦ薬は3種類あり、種類によって治療の実施パターンは多少違います。一般的な投与方法は、まず1カ月に1度。それを3カ月続け、その後は注射の効果を見ながら次第に注射の間隔をあけていきます。

抗ＶＥＧＦ薬の欠点としては、1回分の薬価が約15万円と非常に高額なことです。健康保険が適用になりますが、3割負担で約5万円。しかも継続的に打つ必要があるので、大きな経済的負担となります。しかも手術ではないので、医療保険の手術給付金の対象にもなりません。

治療のベースは糖尿病の治療

網膜症の治療についてお話ししましたが、注意していただきたいのは、どれも病気を治す治療法ではないことです。そればかりか病気の本体である糖尿病を治療し、血糖を上手にコントロールしなければ、ここで説明したような最新の治療をどんなに行っても、網膜症の悪化は避けられません。

糖尿病学会では、合併症を進ませない目安として、HbA1c（ヘモグロビン・エーワンシー）の値を7・0未満に抑えることを推奨しています。しかし7・0以下にコントロールすれば、万全というわけではありません。その数値はあくまで上限ラインであり、正常値である5・8未満に維持することが理想です。

病気の進行は、個人差が大きいのも事実です。人によってはHbA1cの値が6・0前後でも合併症の進んでしまうケースがありますが、反対に7・0以上あってまわりが心配してもまったく進行しない人もいます。

またHbA1cは、直近1~2カ月の糖濃度の平均が反映したものにすぎません。平均するとあまり高くなくても、極端な高血糖と低血糖を繰り返していれば、血管や神経組織にダメージを与えることになります。

とくに網膜症では、血糖値の大きな変動は好ましくないとされています。数値だけを見て安心するのではなく、定期的に眼底を調べる必要があるのです。

糖尿病の合併症はいずれも自覚症状の乏しい病気です。それだけに定期的に検査を受けたり、食事内容に日々気を使ったり、また運動療法を継続することも、ついおろそかになりがちです。だからこそ危機感をもって治療に取り組む必要があります。

糖尿病の治療を怠り、高血糖を放っておけば、ほぼ確実に今の視力は失われることになる、それを忘れないでください。

コラム5

急を要する眼科の疾患

眼科にも、緊急に受診し、手当てを急がなければならない病気がいくつかあります。それらの病気に共通しているのは、「比較的急に視力が低下する」という症状です。

・比較的急に視力が低下し、痛みをともなわない：網膜動脈閉塞症、網膜静脈閉塞症、虚血性視神経症、硝子体出血、網膜剝離　視神経炎

・比較的急に視力が低下し、痛みをともなう：急性緑内障、ブドウ膜炎、眼内炎

これらの病気で見られる視力低下の多くは片眼性ですが、片眼性の場合は、視力の低下になかなか気がつきません。片眼を隠してチェックしてみることが大事です。

第4章

気をつけたい そのほかの「眼の成人病」

老視（老眼）

●すべての人に起こる眼の老化現象

老視とは、いわゆる老眼のことです。病気というよりも、加齢にともなって近くの物が見えにくくなる一種の老化現象です。自覚症状としては「目が疲れやすい」「目がかすむ」「細かい文字が読みにくい」など。最近はスマートフォンに表示される「バ」と「パ」、「ボ」と「ポ」の区別がつきにくいなどの訴えも聞かれます。

老化現象ですから、すべての人がいずれは体験することになります。40～45歳頃から自覚するようになり、65歳前後で落ち着いてきます。65歳以降はあまり進行しません。

●原因は水晶体の調節異常

私たちの眼には角膜と水晶体という2枚のレンズがあります。それによって外の光（明るさ＋色彩）を集め、カメラでいえばフィルムにあたる網膜の上に、その映像を投影します。遠いところを見ても、手もとに目をやってもはっきりした映像が得られるのは、水晶体にそなわったピント調節機能のおかげです。

つまり水晶体は、遠くを見るときは薄く、近くを見るときは厚くなります。必要に応じてその厚さを調節しています。レンズの厚さを変えることでピントを合わせ、ちょうど網膜の上で焦点が結ばれるようにしているのです。

しかしこの調節機能は、年齢とともに衰えます。近くのものを見ようとしても、若いときのように柔軟に厚さを変えることが難しくなります。厚くなりきれず、遠くを見るピントのままなので、近くがかすんで見えにくくなるのです。

原因の一つは、水晶体を支える毛様体（19ページの図・序－2）の筋肉の老化です。水晶体の厚さを調節するのは毛様体筋と言われる筋肉ですが、歳をとるとその筋力が衰えて収縮力も減り、水晶体は厚くなりにくくなってしまうのです。

もう一つの原因は、水晶体自体の老化です。老化によって水晶体も弾力性を失い、だんだん硬くなるので厚さを変化させるのが難しくなりますこのように老視は「調節異常」、すなわち水晶体の厚さを変える調節機能の衰えによって起こります。

●老視の矯正

老視の矯正には、「眼鏡」と「コンタクトレンズ」の二つの方法があります。どちらにするにせよメガネ店で視力検査を受け、レンズを選ぶ人が多いと思います。しかし、「老眼」と思い込んだ見えにくさも、白内障など他の病気が原因かもしれません。念のために眼科で検査を受けてみることをお勧めします。

◉老眼鏡

老眼鏡には大きく分けて3種類のレンズがあります。

・単焦点レンズ

通常の老視用レンズで、手もとが見えるようにピントを合わせてあります。手もとを見るときだけ使います。遠くや中間を見る際は眼鏡を外しますが、老視だけでなく近視や遠視もある場合は、程度にもよりますが遠くがよく見える別の眼鏡にかけ替えることになります。眼鏡を外したりかけたりするのが面倒という人には、次の多焦点レンズが向いています。

・多焦点レンズ

いわゆる「遠近両用メガネ」です。ピントが二つあり、近用にも遠用にも対応できる多焦点レンズを使った老眼鏡です。視線を移すだけで遠近を替えられるので、単焦点レンズのようにそのたびに眼鏡を替える面倒がありません。しかし従来の遠近両用は中間のところがうまく見えないとか、境目が気になるなどの理由から、最近は次の「累進多焦点レンズ」が主流になっています。

・累進多焦点レンズ

遠近の境目をなくし、手もとから遠くまで途切れなく見えるレンズです。一日中かけたまま過ごせる眼鏡ですが、長時間の読書やデスクワークには単焦点レンズの老眼鏡を使うほうが疲れません。一枚のレンズに二つのピントが入っているので周辺部には多少見えにくいところがあり、慣れるのに少し時間がかかります。

◉老視用コンタクトレンズ

・単焦点コンタクト

コンタクトレンズは、コンタクトと眼鏡を同時に使えるのが利点です。近用のコンタクトに加え、必要に応じて遠用の眼鏡を組み合わせれば、眼鏡二つを頻繁にかけ替える必要はなくなります。逆に仕事で車を運転することが多ければ、コンタクトを遠用にして、眼鏡は近用にすることも可能です。

また、片側の眼に近用のコンタクトを入れ、反対の眼には遠用を入れて左右の視力に差をつけることで、遠近ともに見えるようにする「モノビジョン」という使い方もあるので医師に相談してください。はじめは違和感がありますが、脳の適応力によってそのうち慣れてきます。

・遠近両用コンタクト

一枚のコンタクトレンズの中に遠用部分と近用部分があり、遠用から近用まで度が徐々に変化していくタイプ（累進レンズ）と、遠用・近用の度数が分かれているタイプ（二重焦点レンズなど）があります。遠近両用コンタクトは、単焦点のものに比べ見え方の質が少し劣るため、夜間の運転などには十分気をつける必要があります。

●老視の手術療法

眼鏡やコンタクトレンズに対して抵抗のある人、またさまざまな理由で眼鏡やコンタクトを使用できない人の場合は、手術による老視治療も可能です。

●多焦点レーシック

私たちの眼には角膜と水晶体という二つのレンズがあります。レーシックとは、角膜にレーザーを照射し、外の光が角膜を通り抜ける屈折率を修正する手術です。

この手術はもともと近視や遠視、乱視などの「屈折異常」の治療法として行われてきたものです。それを「調節異常」である老視の治療に応用したのが、多焦点レーシック手術です。コンタクトの多焦点レンズと同じ仕組みで、遠くと近く両方にピントが合うようレーザーで角膜を加工します。

●角膜インレー

角膜の表面を薄く削り、フラップと呼ばれるふたをつくります。ふたをめくり、そこに小さな黒いリング（インレー）を置いてふたを閉じるのがインレー手術です。インレーの真ん中にある穴を通して見ると、針孔写真機のピンホール効果と同じ原理で手もともよく見えるようになるのです。

比較的簡単な手術ですが、その効果はほぼ確実にあらわれます。ただ、角膜フラップをつくることは眼にとって必ずしも好ましいことではありません。また内部を直接のぞき込める眼球の窓に、黒い輪を置くので内部の観察が難しくなり、眼底の病気が発見しにくくなるデメリットもあります。

最近はリングの代わりにレインドロップといわれる、透明なレンズを角膜に埋め込むインレー手術も登場しています。

◉多焦点眼内レンズ

老視手術の主流は、多焦点眼内レンズを用いた手術です。白内障の治療では広く行われている手術で、濁った水晶体を細かく砕いて吸い出し、代わりに人工レンズを挿入する「超音波水晶体乳化吸引術」です。詳しい説明は白内障のページにあるので、そちらをご覧ください（41ページ参照）。

白内障治療と老視矯正をかねて、この手術を選ぶ人がたくさんいます。しかし多焦点眼内レンズを用いるには、自分自身の水晶体を取り除く必要があります。加齢とともに水晶体が濁る白内障を併発している患者さんには、〝一石二鳥〟の治療法と言えます。しかし白内障でなければ、健全な水晶体を失くしてまで老視の治療にこだわる必要があるのかどうか、よく考えてみることが大事でしょう。今日では、眼鏡やコンタクトレンズなど優れた矯正手段がいくつもあるのですから。

網膜色素変性症

遺伝子異常から起こる進行性の病気

網膜色素変性症は日本では緑内障についで、視覚障害の原因の第2位となっています。カメラのフィルムにあたる眼の網膜、なかでも〝見る機能〟にとって一番大切な視細胞が徐々に障害されてしまう進行性の病気です。多くは遺伝子の異常によって起こると考えられています。

この病気は、数千人に1人の割合であらわれます。発症する年齢はさまざまで、その後の進行や重症度も人によって大きく違います。30代で視力が低下してしまうケースもあれば、70歳過ぎでも生活に困らない視力を維持する患者さんもいます。

初期にあらわれる症状として多いのは、暗いところでは物が見えにくい「夜盲」。薄暗い屋内で見えづらくなったり、映画館で座席表示が読めなかったり、また夜間の運転が難しくなったことで異常に気づく人もいます。

●網膜の視細胞が徐々に障害される

網膜にはたくさんの視細胞がありますが、色彩をキャッチする「錐体細胞」と、明るさをとらえる「杆体細胞」の2種類に分けられます。錐体細胞は、黄斑部という網膜の中心部分に密集しており、杆体細胞は周辺部分に分布しています。

初期症状として夜盲があらわれるのは、光を感じる杆体細胞から病変が始まるためです。さらに進むと杆体細胞の多い周辺部分の視野が欠ける、視野狭窄がみられるようになります。そのために人にぶつかるとか、つまずくことが多くなります。

次第に視野が狭くなり、視力低下も起きてきます。視力低下は、病変が周辺から中心部へ広がり、色彩に反応する錐体細胞がダメージを受けるに従って進行します。

一般的に進行はゆるやかで、数年から数十年かけて進みます。残念ながら今のところ病気を改善したり、進行にストップをかけたりできる確実な治療法はありません。そのため視力障害のリスクは、若くして発病した人ほど高くなります。しかし網膜色素変性症で完全な失明にまで至る患者さんは、むしろ少数です。

●進行を少しでも遅らせる

残念ながら治療法はまだ確立していません。現在、「網膜神経保護」「遺伝子治療」「網膜幹細胞移植」「人工網膜」など、さまざまな研究が進んでいます。「iPS細胞」による再生医療にも希望が託されていますが、いずれもまだ新しい治療法の開発には結びついていないのが現状です。

病気の進行を遅らせることを期待し、いくつかの薬物療法が行われています。暗いところでも早く見えるようにする暗順応改善薬、網膜の血流を良くくための血流改善薬や血管拡張剤、神経ビタミンとも言われるビタミンB群などが処方されますが、確実に効果があると言い切ることはできません。

病気の進行を遅らせるには、強い光を避けることが大事とされています。強い光は視細胞にダメージを与えるので、日差しの強い屋外は避ける、外出時はサングラスを着用するなど、できるだけ視細胞を保護するように日頃から心がけてください。最近、「暗所視支援眼鏡」という暗いところでも見える眼鏡が発売されました。

●ロービジョン外来

視力の低下にともなって、さまざまな生活上の障害が生じてきます。それに対処するために、病院によっては「ロービジョン外来」が設けられています。

たとえば、拡大鏡や縮小レンズの選び方や使い方、スキャナーや小型カメラを使ってパソコンなどの画面に拡大表示できる拡大読書器の使い方の指導。一人で出かけるための歩行訓練。また点字習得の指導も行われますが、まだ視力のあるうちに点字をマスターしておくことはとても大事なことです。

網膜色素変性症は難病指定されており、医療費助成が受けられます。また障害の程度によっては、身障者手帳も交付されます。

ともすれば希望をなくしがちな病気ですが、同じ病を抱える患者さんとの交流や情報交換は、きっと強い支えとなるはずです。


〔参考〕網膜色素変性症の患者と家族の会（http://himawarinokai.or.jp/index.html）

加齢黄斑変性

●50歳以上の80人に1人はこの病気

眼球の一番奥にある眼底。そこをおおっているのは、カメラでいえばフィルムの役割をはたす網膜です。瞳孔から入ってきた光（明るさ＋色彩）は、網膜の視細胞にとらえられ、そこで電気信号に変換されて脳に送られます。

網膜のほぼ真ん中に、視細胞がとくに密集した「黄斑部」と言われる、直径にして1・5～2㎜ほどの場所があります。〝見る〟という眼の機能にとって最も重要な場所と言えます。加齢による障害が、その黄斑部に生じるために視野の真ん中が次第に見えなくなるのが加齢黄斑変性です。

多くは50歳を過ぎて発症し、高齢になるほど発症率が高くなります。欧米では原因別視力障害の第1位ですが、日本人の場合は第4位となっています。

けれど患者さんが少ないわけではありません。急速に進む高齢化と食生活の欧米化によって徐々に増加しており、今や50歳以上の80人に1人がこの病気とされます。

以前はこれといった治療法もなく、失明する患者さんの多かった病気です。現在では有効な治療法が開発されており、早期に発見しきちんと治療に取り組めば、失明を未然に防げるのはもちろん、視力を維持することも可能です。

網目模様がゆがんで見えたら加齢黄斑変性の疑い

次ページの図4－1の四角い網目を見てください。

これは加齢黄斑変性の検査で用いられる「アムスラーチャート」です。アムスラーチャートを使って、簡単なセルフチェックをしてみましょう。

チャートは眼から30センチほど離します。ふだん眼鏡をかけている人は、かけたまま行います。片目を閉じて図の中央にある黒い点を見てください。その状態でまわりの網目がゆがんで見えれば、加齢黄斑変性の疑いがあります。チェックは必ず片目ずつ行ってください。

図4-1 加齢黄斑変性のセルフチェック／アムスラーチャート

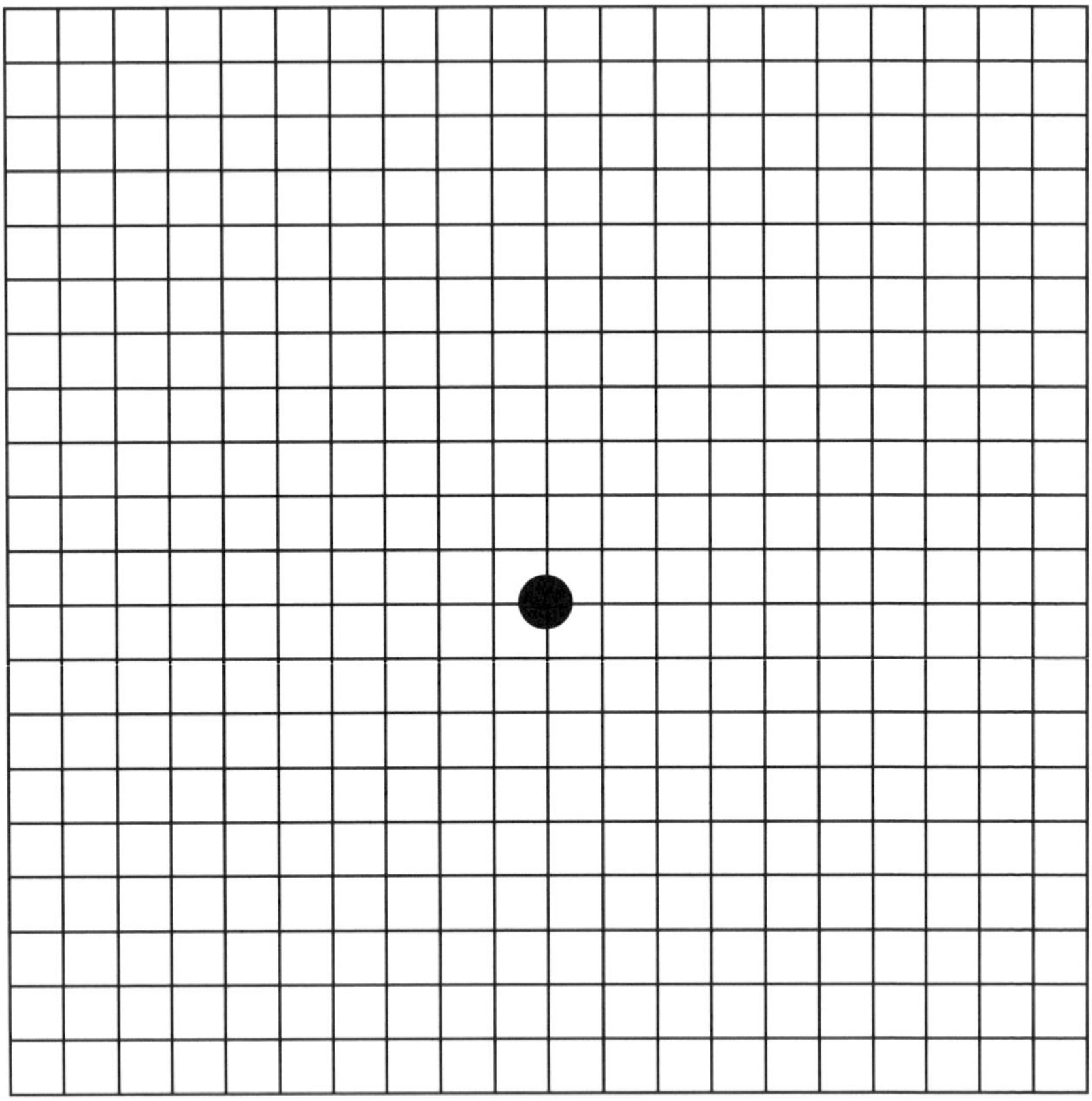

チェックの仕方

①使用している眼鏡（コンタクトレンズ）があれば、かけたままチェックします。

②上記のアムスラーチャートを、眼から30センチ程度離してください。

③左右順番に片眼で、チャート中央の黒い点を見つめます。

④片眼ずつ、チャートにゆがみや見えないところがないかどうか、確認してください。

図4-2　アムスラーチャートのチェック結果

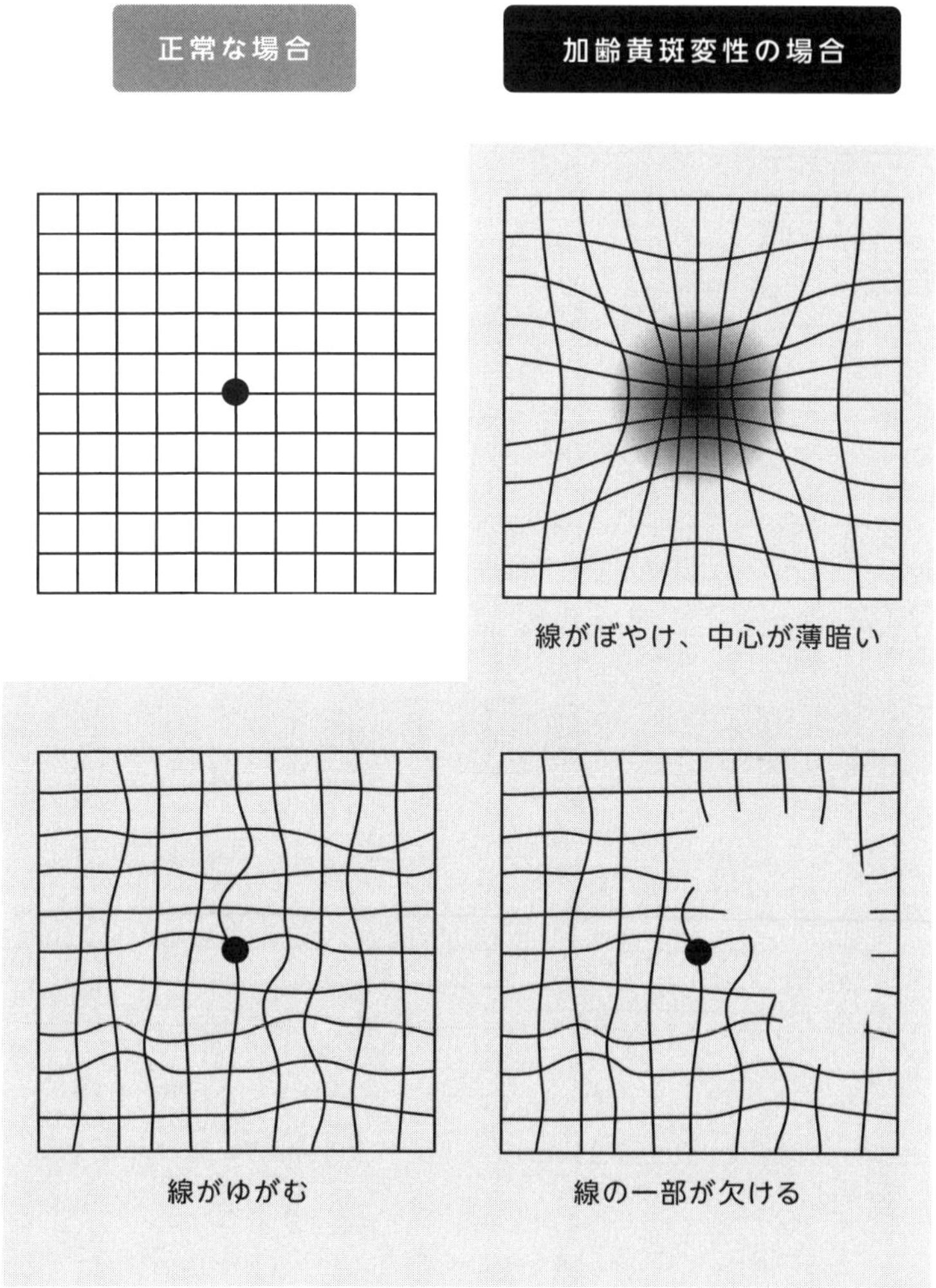

カレンダーなどの格子模様を見ると中心部分が歪んで見える「変視症」は、この病気の初期にあらわれる症状です。網膜の中心にある黄斑部が障害されるために、視野の中心に異常が起こります（図4－2）。

さらに病気が進むと今度は中心部分がぼやけるとか、暗くなるなどの症状が出てきます。人の表情がわからなくなったり、新聞や本を読むとき読もうとする文字がはっきり見えなくなったり。もっと悪化するといよいよ視力低下や、視野の真ん中が見えなくなる「中心暗点」が起きてきます。

黄斑部の中央には「中心窩」という、直径0・4㎜前後の小さなくぼみがあります。黄斑部の中でもとりわけ中心窩には、色や形を見分ける視細胞が密集していて、そこまで障害が及ぶと視力は急速に低下します。

●病気の種類と治療

大きく分けると加齢黄斑変性には「萎縮型」と「滲出型」の2種類があります。日本人には萎縮型は少なく、圧倒的に多いのは9割を占める滲出型です。

図4-3 正常な黄斑部の断面図

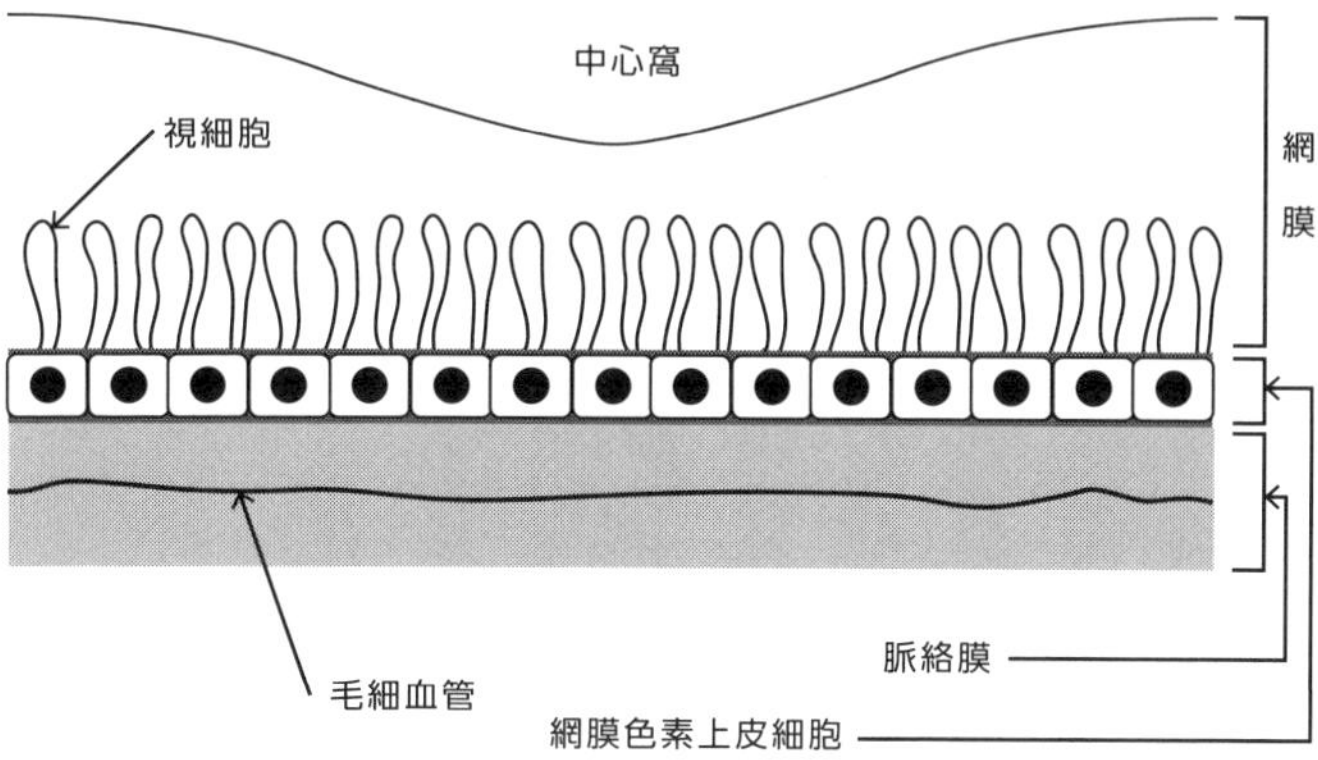

上の図4－3が示しているのは、健康な人の黄斑部の断面です（口絵Ⅷページ参照）。視細胞の並んだ「網膜」が上にあり、下には毛細血管が張り巡らされた「脈絡膜」があって、脈絡膜から網膜へ血液を供給しています。網膜と脈絡膜のあいだにある層が網膜色素上皮細胞でつくられた「網膜色素上皮」です。

網膜色素上皮は一種のバリアになっています。血液中の必要なものを網膜に取り込む一方、それ以外のものは排除する役目をはたしています。老廃物や異物などを捕食し、視細胞のみずみずしさを保つのも網膜色素上皮細胞です。この重要なバリアが、加齢黄斑変性になると壊れてしまうのです。

①萎縮型

バリアの網膜色素上皮細胞が委縮してしまうのが、このタイプの病気です。視細胞を健全に保つ役割を持った網膜色素上皮が萎縮し、その役割をはたせなくなるので視細胞が障害されてしまいます。中心窩まで萎縮が及ぶと重大な視覚障害をもたらします。

今のところ萎縮の原因は不明で、確立された治療法もまだありません。ただし萎縮型の進行はゆっくりです。中心窩まで病変が広がらなければ視力は維持されます。

②滲出型（図4－4）

一方、進行が早いのは日本人に多い滲出型の加齢黄斑変性です（口絵Ⅷページ参照）。

老廃物や異物を取り込んで消化する網膜色素上皮細胞のはたらきが、加齢とともに衰えると層の下に老廃物が白くたまり始めます。これはドルーゼンという通常の眼底検査でも、白い固まりとして見ることができます。

ドルーゼンができると、まわりの組織に炎症が起こります。その炎症を抑えるためにつくられるのが、血管内皮増殖因子（ＶＥＧＦ）という物質です。困ったことにこの物質は、

図4-4　滲出型の加齢黄斑変性になった黄斑部断面

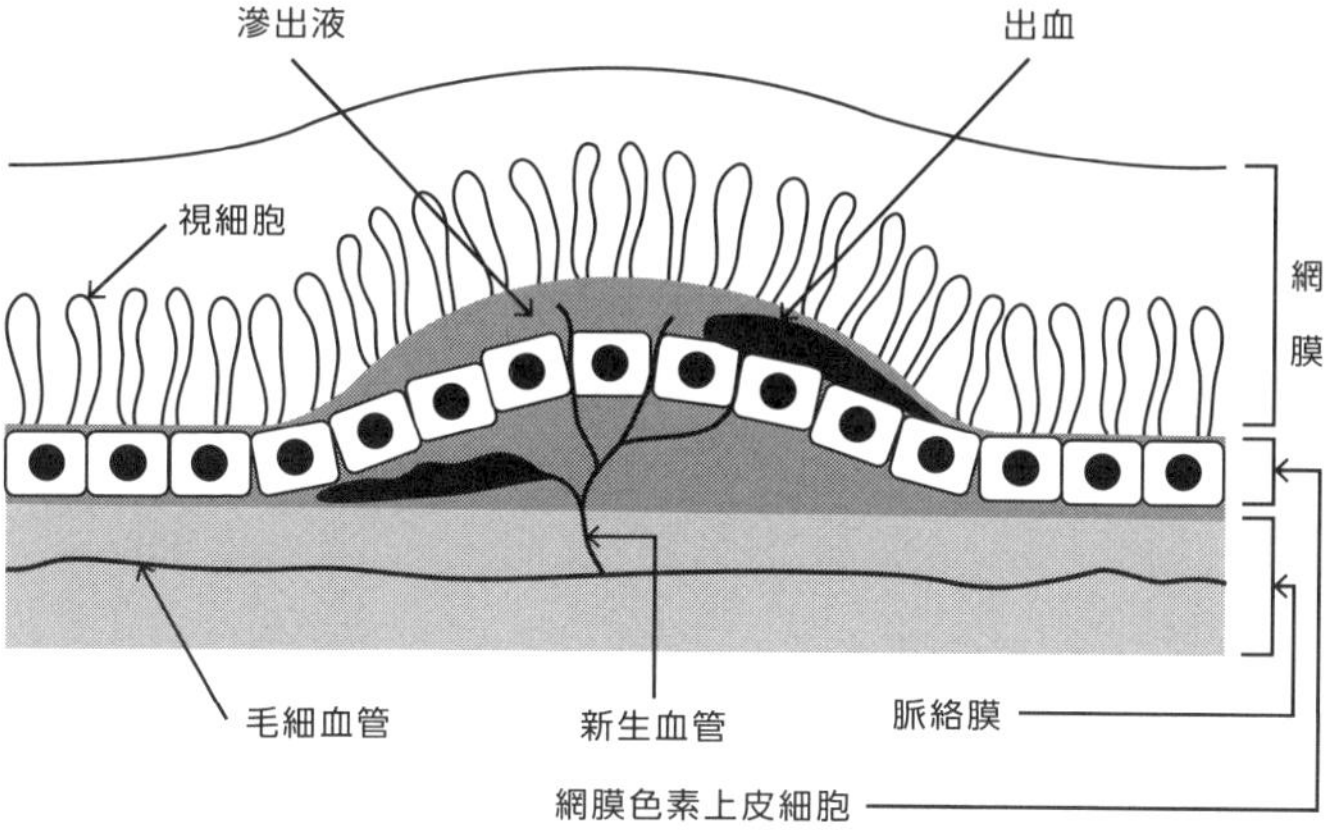

炎症を抑えるだけでなく、血管の新生も促します。つまり脈絡膜にある毛細血管から、新しい血管が伸びてくるのです。中には網膜色素上皮細胞のバリアを突破するような新生血管も出てきます。

新生血管というのは急ごしらえの粗悪な血管です。血液成分が血管壁からにじみ出すと、まわりの網膜が腫れてきます。さらに新生血管は破れやすく、そのために流れ出た血液によって網膜が損傷されてしまうのです。

先の萎縮型と違って滲出型の場合は、原因である血管新生を抑える有効な治療法がすでにいくつか確立されています。

●抗VEGF療法

血管内皮増殖因子のはたらきを阻止し、新生血管を退縮させる治療法です。眼球の硝子体に抗VEGF薬を注射します。治療前より視力が向上し、視野のゆがみも改善するといったケースも少なくありません。詳しくは糖尿病網膜症の「抗VEGF療法」をご覧ください（136ページ参照）。

●PDT（光線力学療法）

新生血管に集まる性質のあるベルテポルフィンという薬を点滴し、薬が集まったところに波長の長い、低出力のレーザーを短時間（1・5分）照射します。すると薬がレーザーに反応して、新生血管を詰まらせます。治療後は3か月おきに検査を受けていただき、必要があれば追加治療を行います。

弱いレーザーですから、デリケートな黄斑部に照射してもダメージはあまりありません。ただ、視力低下の起こるケースがごく稀にあったり、体内に薬が残留したりする48時間内に強い光に当たると光過敏症を起こす可能性があるなど、リスクもともないますから医師から十分な説明を受けることが大事です。この療法を実施しているのは大学病院など大きな施設がほとんどです。

〔参考〕眼科PDT研究会のHPには実施病院が紹介されています（http://www.pdti.jp/）。

●レーザー光凝固術

病変の位置が中心窩から遠い場合は、比較的強い出力のレーザーを使って新生血管を凝固させる治療が行われます。レーザーが当たった部分の視細胞は死ぬことになりますが、黄斑変性の原因である新生血管を破壊し、病気の進行を抑えることが可能です。治療は短時間で、入院の必要もありません。ただしレーザー照射した部分は視細胞もダメージを受けてしまうので、そこは光を感知できない「暗点」となります。しかし中心窩に病変が及んでいなければ、一定の視力は保たれます。

●iPS細胞を利用した再生療法

これまで説明した治療は、病気を悪化させないことが目的で、根本的に病気を治すためのものではありません。根治を目的とした治療法として、近年大きな期待を集めるようになったのがｉＰＳ細胞を利用した再生療法です。

病気を根治させるには、病変部の悪い血管や劣化した網膜色素上皮を取り除くのが一番の近道ですが、これまでは除去した網膜色素上皮の再生はできませんでした。他人の網膜色素上皮を移植したとしても拒絶反応が起きます。

しかし急速に進んだｉＰＳ細胞の実用化によって、自分のｉＰＳ細胞から網膜色素上皮をつくり、それを移植する画期的な治療が可能になりました。２０１４年には世界初のｉＰＳ細胞の移植手術が日本で行われ、現在経過観察中です。

ｉＰＳ細胞の実用化は、今最も盛んに研究されている分野であり、近い将来、誰でも受けられる治療法になるだろうと期待されます。

◎生活の中で気をつけたいこと

加齢黄斑変性の患者さんのほとんどは60歳以上であり、この病気の第一のリスク因子は加齢です。また女性より、男性に多いことが知られています。他のリスクとしては喫煙、紫外線、青色の光（ブルーライト）などがあります。禁煙はもちろんですが、視細胞は光による刺激に弱いので、外出時はサングラスを着用するよう心がけてください。

生活の中でできる対策として、ビタミンCやE、βカロチンなどを多く含んだ緑色野菜の摂取が勧められています。ルテインを含むサプリメントも、進行の抑制には有効だったとされています。

網膜剝離

●飛蚊症と網膜剝離

「飛蚊症」とは、眼の前に蚊が飛んでいるように見える症状です。蚊だけでなく、黒い点、糸くず、髪の毛、ひも、煙、スス、雲など、患者さんによって表現はさまざまですが、いくら手で追い払っても追い払えず、とくに白い壁や青い空を背景にするとよく見えるのが特徴です。

これは、無色透明なゼリー状の物質で満たされた硝子体に何らかの濁りが生じ、その濁りが眼底をおおう網膜に影を落とすために生じます。

濁りの正体は、皮膚のシミやシワと同様、ほとんどが加齢によってあらわれる生理的なもので心配いりません。

たとえば、ゼリー状の硝子体が、老化にともなって水っぽくなると水分とゼリー状の部分が分離してきます。この水が、ときに硝子体の後ろに抜けることがあります。すると硝子体が縮んで、網膜から硝子体が剝がれる「後部硝子体剝離」が起こります。この場合の飛蚊症は、剝離した硝子体の影なのです。このような硝子体剝離は、加齢とともに誰にも起こりうるものです（図４－５）。

心配しなければならないのは、硝子体剝離のときに網膜が引っ張られ、網膜に孔や裂け目ができる「網膜裂孔」です。

網膜裂孔が生じると、その孔や裂け目から硝子体の水分が漏れて、網膜と、網膜のいちばん下にある網膜色素上皮の層（１６１ページの図４－４参照）のあいだに流れ込んで網膜を押し上げるため、剝離しやすくなるのです。

図4-5　加齢にともなって起こる網膜剥離

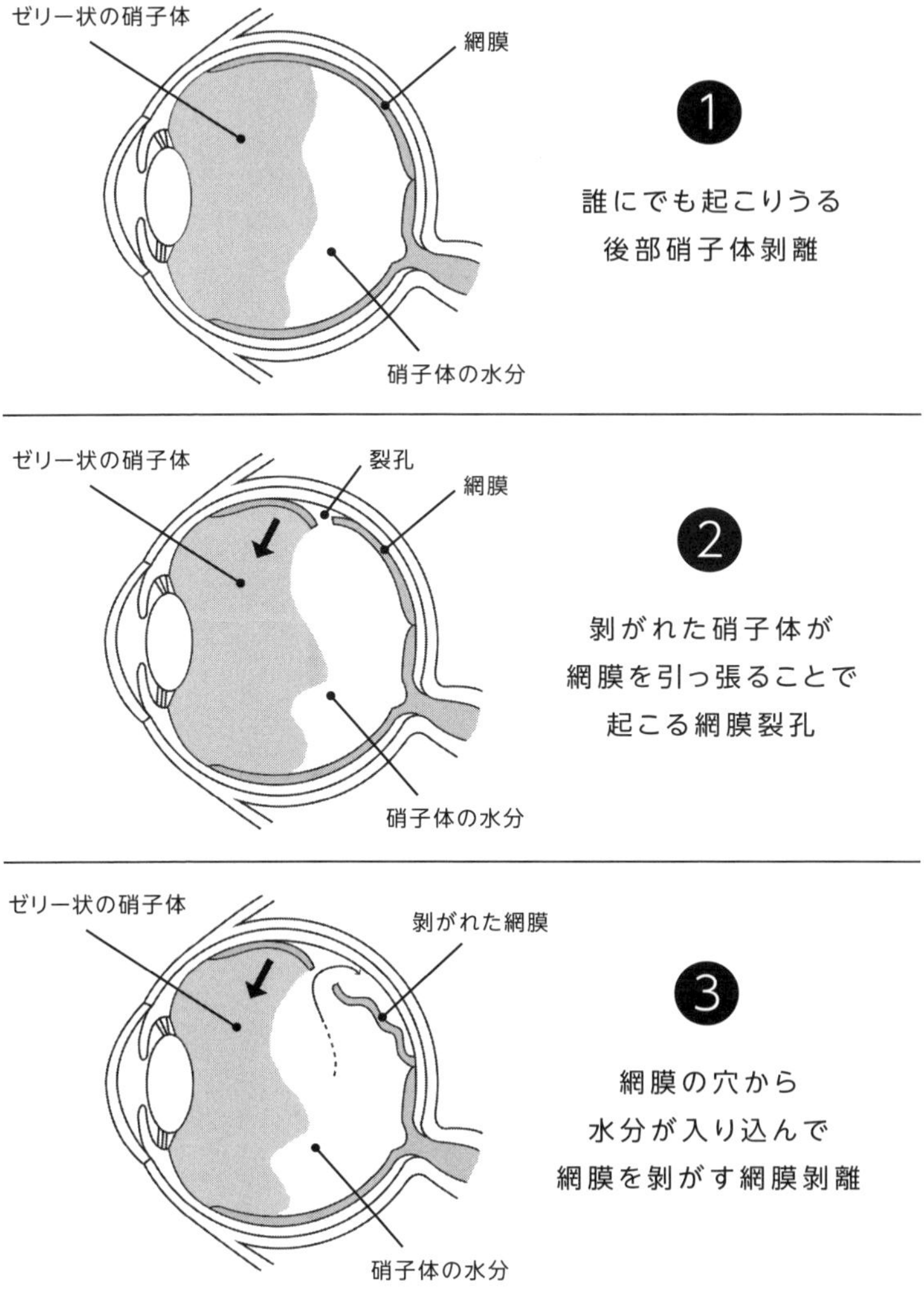

1
誰にでも起こりうる
後部硝子体剥離

2
剥がれた硝子体が
網膜を引っ張ることで
起こる網膜裂孔

3
網膜の穴から
水分が入り込んで
網膜を剥がす網膜剥離

飛蚊症の中でもとくに注意を要するのは、いつなったかが明確なほど急に発症したもの、目の前に飛んでいるように見えるものの形がハッキリしていて、色も濃いものです。当院の統計では、このタイプの飛蚊症患者さんの7～8パーセントに網膜剥離が認められています。

網膜剥離を放置しておくと重大な視力障害を招きます。飛蚊症が急にあらわれたり、急激にひどくなったりしたときは早急に受診してください。

●治療はレーザー光凝固術と手術

網膜裂孔や網膜剥離は、通常の「眼底検査」でもわかります。散瞳薬と言われる目薬で瞳孔を開き、そこから眼底の網膜を調べます。検査自体は5分もあればすむので、飛蚊症が心配な人は一度受けてみましょう。散瞳薬の効果は数時間続くので、眼底検査後しばらくは車の運転などはできません。

検査で網膜裂孔が見つかれば、レーザーで網膜のその部分を焼き固めて孔をふさぐ「光凝固術」と言われるレーザー治療が行われます。実際の治療は5～10分ほどで終わり、入院の必要もありません。

◎手術は1〜3週間の入院が必要

網膜剥離まで進んでしまった場合は、「強膜バックリング」「硝子体手術」などの入院手術を行うことになります。

強膜バックリングの「強膜」とは、眼球の一番外側にあって、眼球を保護している膜のことです。外から圧迫を加えて強膜をへこませることで、剝がれた網膜と網膜色素上皮の層を近づけ、密着させる手術です。

硝子体手術は、縮んだ硝子体が眼底から剝がれた網膜を引っ張っているので、管を入れて硝子体を除去します。そのあとにガスを注入し、内側から圧力をかけて網膜をふくらませ、網膜色素上皮と再び貼り合わせます。

いずれも1〜3週間の入院が必要となり、一般の眼科では大学病院などを紹介することになるでしょう。

眼瞼下垂

上まぶたが下がり、眼が十分に開かない

上まぶたが自然と下がって、仏像の半眼のようになる病気です。通常私たちは「眼瞼挙筋」という筋肉を使って、まぶたを上げ下げしています。この病気になると眼瞼挙筋の力では、まぶたが持ち上がらなくなってしまいます。

眼瞼下垂になっても視力低下はもちろんありません。しかし症状が進んで瞳孔にもまぶたがかぶさるほどになると、上方の視野が失われます。そのために眉間や額の筋肉を使ってどうにかまぶたを持ち上げるとか、アゴを突き出し、垂れ下がったまぶたの下からものを見るようになります。不適切な筋肉を頻繁に使うために、肩こりや頭痛などに悩まされる人もいます。

まぶたが下がるために、見た目も変わってきます。意地悪そうに見えたり、暗い印象を

与えたり、また年齢以上に深いシワが額に刻まれてしまうこともあります。

●原因と治療法

眼瞼下垂には先天性と後天性があり、「眼の成人病」と言えるのは、まぶたを引き上げる眼瞼挙筋と、眼瞼挙筋とまぶたをつなぐ結合部分が、加齢によってゆるんでしまったために起こる「加齢性眼瞼下垂」です。

加齢性は両方の目に症状があらわれるのが特徴で、程度の差はあっても両まぶたに下垂が見られます。片目だけの場合は、他の病気のサインである可能性も考慮しなければなりません。たとえば、重症筋無力症や脳腫瘍、脳動脈瘤などが疑われます。疑いがあれば、精密検査のために脳神経科を紹介することになります。

最近はハードコンタクトレンズの長期使用による眼瞼下垂が注目されています。

治療法は、ゆるんでしまった眼瞼挙筋とまぶたの組織をつなぎ直す手術です。所要時間は片目に約20分。両方で40分前後かかります。最新の手術法ではメスの代わりに炭酸ガスレーザーによる切開が行われるようになり、手術中の出血を減らすことができるようになりました。ただ、まぶたというのは皮下脂肪のない特殊な組織で、そのため術後1〜2週間は腫れや皮下出血が残ります。

この手術には保険が適用となります。

眼瞼けいれん・片側顔面けいれん

眼瞼けいれん

けいれんというと、ピクピクする動きを思い浮かべます。しかし眼瞼けいれんは、「ピクピクする」というより、「まばたきがコントロールできない」病気と言ったほうがよいでしょう。

症状として多いのは、「まぶしい」「目を開いているのがつらい」「眼がかわく」「眼が自然に閉じてしまう」などです。しばしばドライアイと間違われますが、ドライアイの治療で改善することはありません。40歳を過ぎた人に多く、男性より女性のほうがなりやすいことが知られています。

原因は不明です。安定剤や睡眠導入剤などを長期間使用している人は、薬の影響も考えられるので医師と相談してください。

●片側顔面けいれん

顔の片側半分や、口や頬の周囲がピクピクと動いてしまう病気です。眼瞼けいれんと病名が似ているだけでなく、40歳以上の女性に多いことも共通しています。

はじめはときおりピクピクする程度ですが、進行すると頻繁に起こるようになり、眼や口のまわり、頬や顎までひきつるようになります。

原因は、顔の筋肉を動かす運動神経が、脳内で血管などに触れて刺激されるためと考えられます。血管だけでなく脳腫瘍などが元凶ということもあるので、念のために脳の精密検査を受けておくとよいでしょう。

●対症療法としてのボツリヌス注射

脳外科的な手術療法を除けば、眼瞼けいれんにも片側顔面けいれんにも病気を治す根本治療はありません。しかし症状改善の対症療法として、まぶたや顔面の筋肉にボツリヌス毒素を注射する「ボツリヌス療法」が広く行われています。

ボツリヌス毒素というのは、食中毒を起こすボツリヌス菌がつくる毒素で、筋肉をマヒさせる作用があります。それをごく少量、患部に注射します。患者さんの90％以上に有効で、注射後3日ぐらいで効果があらわれ、およそ4カ月間続きます。

ボツリヌス注射は、眼瞼けいれんと片側顔面けいれんには保険適用となります。最近は皮膚のしわ取り効果が知られるようになり、美容目的で行う女性も増えていますが、もちろんその場合は保険適用になりません。

コラム 6

今の時代の「良い眼科医」とは

「良い眼科医とは、どんな医師ですか」と尋ねられることがあります。

医師にとって、一番大事なのは「診断」の正しさであり、それは眼科も他の診療科も変わりません。その後に行うことになる治療の根拠は、すべてそこにあるのです。その根拠が見当違いのものであれば、あとの治療は、何をしてもことごとく間違ってしまいます。

極端に言えば、診断さえ正しければ、治療のほうはできなくてもかまいません。診断に従って、専門の病院・医師を紹介すればよいのですから。

これはあながち冗談ではありません。というのも現在の眼科は細分化・専門化が進んでおり、1人の医師ですべての眼科疾患をカバーすることなど到底できません。専門分野の医師への紹介も、私たちの大事な仕事になっています。

ご存知のように内科の場合なら、消化器や循環器、呼吸器、腎臓、内分泌、リウマチ、アレルギーなどたくさんの診療科に分かれています。眼という臓器も小さいながらとても複雑で、そのため数多くの専門分野があります。白内障や緑内障、加齢黄斑変性症、糖尿病網膜症、網膜剥離などはもちろん、小児眼科、眼のアレルギー、神経眼科、眼科形成、斜視・弱視、ロービジョン……などなど。

すなわち良い眼科医の条件の一つは、正しい診断に基づいて、専門の知識や技術の必要な疾患は、その分野の病院や医師を間違いなく紹介することなのです。

そのためにも正しい診断が、何より大事です。

しかし正確な診断を行うには、もはや人間の目に頼るだけでは十分ではありません。内科でもCTやMRIが、どんな名医の眼も見抜けない微小な異変まで発見することで、がんの早期発見を可能にし、その生存率を大幅に延ばしました。同じように眼科でもハイテクを用いた新しい診断機器が次々と登場し、診断の精度を高めています。またコンピュータが手術計画をデザインし、医師はそれに従って操作するだけで理想に近い結果が得られる器機ももはや珍しいものではなくなりました。

私の医局時代の恩師、清水昊幸先生は、難しい白内障手術をなんなく行う、まさに手術の名人でした。その先生が顕微鏡手術を導入し、ステップごとに手順を事細かく標準化し、それによって新人も名人と同じように難しい手術をこなせるようになり、白内障手術の成績は大きくアップしました。

誰が手術しても同じ結果が得られるように名人芸を標準化した先生の理想は、今かたちを変えてコンピュータ制御されたハイテク機器によって実現したと言ってもよいでしょう。そうした機器の操作に熟達すること。それも現代の「良い眼科医」の条件の一つです。

あとがき

近年、医学の進歩は目覚ましく、眼科の分野でも治療効果をより確実にし、患者さんの負担軽減につながる新しい手術法や新薬が次々に開発されています。脚光を浴びて登場した術式や薬が、数年もたてばすっかり古くなることも珍しくありません。

本書の目的の一つは、現時点における最新の検査法と治療法を知っていただくことです。しかし患者さんにとって、新しいものが必ずしもベストとは限りません。多くの期待を集めて登場しながら、十分な成果をあげられずに消えてゆくものも少なくないからです。新しいからといって、すぐに飛びついたりしないことも患者さんには大切な心得でしょう。

新しい治療法は、まず大学病院などの医療施設で実施されます。そこでの治療成績や、患者さん・医師の評価を経て、しっかり確立されたものを先進的な開業医が最初に取り入れるというのが一般的です。そこで本書では開発されたばかりの〝最新〟より、患者さんが地域の眼科で実際に受けられる〝最新〟の治療法を紹介することを主としました。

目覚ましい医学の進歩と言いましたが、私が医師になった40年前と比べても「隔世の感」があります。たとえば、私が協力医として参加していた「網膜剥離友の会」がちょうど昨年解散し、52年に及ぶ歴史の幕を閉じました。「友の会」の解散が意味するのは、治療法の進歩などにより、この病気で長く苦しむ患者さんが減ったということです。

実際、網膜剥離の患者さんの予後を著しく改善した硝子体手術も、40年前にはありませんでした。また白内障手術、今や最も安全で負担の少ない手術として、年間１４０万人もの人が受けているこの手術も、当時は眼内レンズがまだなく、牛乳ビンの底のような厚いレンズの眼鏡で補う以外、十分な視力回復はできないのが現状でした。

眼科医としての私の出発点になったのは、１９７７年に日本医科大学を卒業して入局した自治医科大学眼科です。自治医大を選んだきっかけは、大学6年時に見学したことでした。同大の眼科は当時、日本における網膜剥離手術の第一人者だった清水昊幸《ひろゆき》教授が主宰されておられ、そこでの手術を中心とした最先端医療のすばらしさに目を見張ったのです。

清水先生はその頃実用化され始めた眼科顕微鏡手術の先駆者であると同時に、先駆者にはとどまらず、高難度の手術を誰にも可能な術式として標準化することにも力を尽くされました。つまり先進的であると同時に、有効性の高い医療の普及にも心を砕かれたのです。「網膜剝離友の会」の実質的な創始者のお一人だったということも、それと無関係ではないでしょう。

清水先生は自治医大を退職して間もなく、65歳という若さで亡くなりました。まだまだ今後の活躍が期待されるお年です。まことに残念ですが、先生の数々の教えは、医師としての指針となって私の中に今も生き続けています。

たとえば、開業医としての私が最新の治療法に積極的にアプローチし、有望なものは可能な限り取り入れて、患者さんに常に最良の医療を提供するよう努めてきたのも、清水先生のこんな言葉を肝に銘じているからです。

「開業医は、勤務医時代に身につけた知識という財産を食いつぶしている」

開業医は、勤務医時代に大学病院などで得た知識や技術を食いつぶすだけではいけない。

新しい専門知識と研鑽を積み重ね、より良い医療を提供する生産的な医師でなければいけないと言われました。今日でもこれは開業医である私の指針です。

日進月歩する今日の医学に開業医がついていくのは、皆さんが想像する以上に大変なことです。ネットや医学雑誌はもちろんのこと、学会参加や、手術など新しい治療法を実際に行っている他施設への見学などで、常に新しい情報の収集や新技術の習得に努めなければなりません。こうした努力と苦労の連続で、気がつくと医師になってもう40年が経ちました。

この本は、加齢にともなって発症が多くなる眼の病気を取りあげました。40歳以上の方に多く、年をとるほどだんだん増えてくる、いわば「眼の成人病」です。じつは清水先生には『眼の成人病』(清水昊幸著、保健同人社刊)というご著書があります。

その本の「あとがき」の日付は、昭和五十年七月となっています。私が自治医大眼科に入局する2年前です。先生のご本にはとても及びませんが、見方によっては『眼の成人病』の現代版と言ってもよい本書を出版できたことは、私の大きな喜びです。

亡き先生の霊にこの本を捧げます。

また、日ごろ私の治療活動を支えてくれている医院の職員や家族に、この場をお借りして感謝の言葉を述べたいと思います。

最後になりましたが、本書が眼の病気に悩む人たちのお役に立つことを心から願います。

２０１８年９月

坂西眼科医院院長　坂西良彦

ま

や

ら

さ

病名索引　＊太字は当該項目全体で扱っている場合を示す。（　）内は省略している場合もある。

あ

か

40歳《さい》から気《き》をつけたい「眼《め》の成人病《せいじんびょう》」

2018年 10月29日　初版第1刷

著　者――――――――――坂西良彦《さかにしよしひこ》
発行者――――――――――坂本桂一
発行所――――――――――現代書林
〒162-0053　東京都新宿区原町3-61　桂ビル
TEL／代表　03(3205)8384
振替00140-7-42905
http://www.gendaishorin.co.jp/

ブックデザイン＋DTP―――吉崎広明（ベルソグラフィック）

印刷・製本　㈱シナノパブリッシングプレス
乱丁・落丁本はお取り替えいたします。

定価はカバーに
表示してあります。

ISBN978-4-7745-1717-9 C0047